# START

## in ein neues Therapiezeitalter

Die Basis einer
biophysikalisch
energetisierenden
Medizin

© Günter Albert Ulmer Verlag
Hauptstr. 16
78609 Tuningen
Tel. 07464-98740
www.ulmertuningen.de



Text: Prof.* Dr. Hegall Vollert (*Universidad del Golfo)
Gestaltung, Layout: Daniela Heine

ISBN 978-3-932346-74-3

Alle Angaben in diesem Buch wurden nach bestem Wissen erstellt. Die Angaben erfolgen ohne Verpflichtung oder Garantie des Autors. Er übernimmt keine Verantwortung und Haftung für etwa vorhandene Unklarheiten und inhaltliche Unrichtigkeiten.
Die Forschung ist auf diesem Gebiet noch im Fluss. Die gegebenen Hinweise und Empfehlungen zur Selbsthilfe können bei schweren Erkrankungen den Arzt oder Heilpraktiker nicht ersetzen.
Es empfiehlt sich deshalb immer, eine zusätzliche medizinische Diagnose vom Behandler einzuholen und sich von diesem therapeutisch begleiten zu lassen.

Prof.* Dr. med. Hegall Vollert

# START

## in ein neues Therapiezeitalter

Die Basis einer biophysikalisch energetischen Medizin

Günter Albert Ulmer Verlag - 78609 Tuningen

Es geht um Ihre Gesundheit, Ihr Leben, Ihre Vitalität. Wer die große Chance wahrnimmt, das Fundamentale zu begreifen, zu erlernen, wird sein Selbstbewusstsein unabdingbar und entscheidend ändern.

Das Prinzip jedweder Heilung bzw. Therapie zu verstehen, beruht auf hochinteressanten Erkenntnissen der neuen Physikrichtungen.

Dieses Prinzip wird vorzugsweise dem Laien vermittelt. Aber selbst fast alle Ärzte und Therapeuten erfahren entscheidend viel Neues, was den therapeutischen Blickwinkel zum Wohle ihrer Patienten ändern muss.

Das neue Therapiezeitalter steht erst am Anfang und kann bereits mit verblüffenden Erfolgen aufwarten. Wer allerdings die vorliegende Abhandlung verstanden hat, wird nicht mehr von verblüffenden oder unerwarteten, sondern von erwarteten Heilungsergebnissen sprechen. Viele medizinische Beispiele werden exemplarisch aufgeführt.

Diese Schrift kann die Selbstsicherheit und Selbstbestimmung eines jeden Laien entscheidend erweitern.

Inhaltsverzeichnis

## Einleitung

Noch – im Jahr 2010 – stehen wir am Beginn eines neuen „Therapiezeitalters“. Und dennoch gibt es schon frappierende Erfolge, die nicht alle mit schultherapeutischen Methoden erreicht werden können, vor allem nicht so schnell und so zuverlässig.

Um es gleich vorwegzunehmen: Die „neue Therapie“ ist gar nicht so neu, sondern schon Tausende Jahre in allen Kulturen bekannt. Sie konnte auch nie vollständig durch die „westliche Medizin“ bzw. „westliche Schulmedizin“ verdrängt werden. Das Neue daran ist unser wissenschaftlicher Zugang und die systematische Weiterentwicklung. Die Wirkung der hinten aufgeführten Produkte dieser neuen Therapierichtung lassen sich bei jeder Person durch eine wissenschaftlich anerkannte Messmethode nachweisen.

Es dreht sich alles um die **subtile Energie** (= äußerst schwache Energie), wir nennen sie auch **Steuerungsenergie**.

In dieser Schrift geht es aber nicht nur um die neue Therapieform, sondern – damit beabsichtigt – um die Bewusstseinsstärkung des medizinischen Laien. Jeder Mensch sollte seine Selbstbestimmung optimal ausbauen, sein Selbstbewusstsein stärken, aufgrund fundamentalen Wissens über die biologischen bzw. biophysikalischen Zusammenhänge seines Körpers Entscheidungen treffen können (und nicht einfach dem Arzt überlassen).

Der Autor wird Ihnen zeigen, wie einfach Physik, Biologie und Medizin verständlich gemacht werden können. Nicht nur das – es wird richtig spannend und hochinteressant. Sie werden für

Ihre Gesundheit und Lebensqualität noch bislang ungeahnte Veränderungen vornehmen. Sollten Sie alles befolgen, werden Sie Ihren Therapeuten nicht mehr so oft aufsuchen.

Aus rechtlichen Gründen noch der Hinweis: Diese Schrift ersetzt nicht Ihren Arzt oder Therapeuten.

**Anmerkung**: Der Autor verzichtet weitgehend auf fachbezogene Fremdwörter, um für alle das bestmögliche Verständnis zu erreichen. Die Diagnosen in den weiter hinten aufgeführten Fallbeispielen sind so von den Betreffenden geschrieben worden; sie wurden vom Autor nicht verdeutscht.

## I. Voraussetzungen zum Verständnis

Wenn wir uns fragen, wovon wir eigentlich leben, so lautet die Antwort grundsätzlich: Na klar, von der Nahrung, dem Wasser und der Luft (dem Sauerstoff daraus). Dadurch können wir uns bewegen, Wärme erzeugen, atmen, denken, fühlen usw.

Gut. Ich muss aber nachhaken; denn die Antwort genügt mir nicht: Was geschieht mit der Nahrung, dem Wasser und dem Sauerstoff? Ist doch auch klar: Sie verbinden sich nach der Magen-Darm-Passage in den Körperzellen, werden über die entsprechenden Enzyme abgebaut und damit verändert. Es entstehen somit andere Moleküle, die einem jeden Lebewesen – ob Mensch, Tier, Pflanze usw. – eigen sind. Sie werden gegen die bestehenden Moleküle in den Körperzellen ausgetauscht [Anmerkung: Moleküle sind Zusammensetzungen aus wenigstens zwei gleichen oder verschiedenen Atomen. Die Zusammensetzungen entscheiden, ob sie Zucker, Fette, Proteine (Eiweiße), Vitamine, Enzyme, Hormone usw. sind].

Prima. Es werden also Nahrungsmittel, Wasser und Sauerstoff zum Austausch „altgedienter" Moleküle in den Körperzellen verwendet. Auch diese Antwort ist korrekt. Aber jetzt sind wir wieder bei der Anfangsfrage. Ich möchte gerne genau wissen, wie viele Atome ich für die Wärme, Bewegung, den Herzschlag usw. „verschlissen" habe und was aus ihnen geworden ist.

Die Antwort ist ungewohnt einfach. Man macht sie sich nur nicht bewusst, obwohl sie hochinteressant ist. Im Grunde genommen basieren die Medizin und Biologie allein auf dieser Tatsache, die ganz einfach lautet: **Es wird kein einziges Atom verbraucht, das aufgenommen wurde**. Es werden wohl, wie schon erwähnt, Atome zum stofflichen Austausch in den Zellen gebraucht, die dann aber später – nach Stunden, Tagen, Wochen oder Monaten – wiederum ausgetauscht und danach ausgeschieden werden. Zum Leben wird also nichts weiter als die **Energie** benötigt, die aus der Umwandlung von Molekülen aus Kohlenhydraten, Fetten und Proteinen (Eiweiße) unter Zusatz von Sauerstoff und Wasser gewonnen wird. Ausnahmslos alle Atome erscheinen wieder im Kot, Urin, Schweiß, in der Atemluft, der Haut.

Das ist ja interessant: Wir leben und arbeiten körperlich und geistig, wir erzeugen Wärme allein durch Energie. Wir verbrauchen kein einziges Atom dafür, sondern nehmen nur die zum Leben notwendige Energie daraus.

Diese Energie hat also selbst keine Masse, wie auch die Wärme, das Licht, der Schall und nicht zuletzt die Gedanken und Empfindungen. Und schon befinden wir uns im Zentrum der „Mutter aller Wissenschaften", der Physik.

Es gibt nur eine einzige fundamentale Wissenschaft, von der alle Wissenschaften ausgehen. Das ist die Physik. Und die gesamte Physik besteht nur aus einer einzigen Größe. Das ist die Energie. Die Energie selbst hat nur wenige verschiedene empfindbare oder messbare Größen. Das sind die Schwerkraft (Gravitation; in der modernen Physik, Global-Scaling-Theorie, wird sie Vakuumkompressionsenergie genannt), die Elektrizität, der Magnetismus, die Skalarwellen und Neutrinos – und damit hat sich`s.

Diese Größen bestimmen oder regeln den gesamten Kosmos. Um ins Einzelne zu gelangen, soll erst das Gesamte verstanden werden. Wir machen uns normalerweise Gedanken über einen Anfang und ein Ende. Jedoch gibt es diese z.B. nicht in einem Kreis. Um aber nicht endlose philosophische Debatten loszutreten, gönnen wir uns doch ´mal die Vorstellungen von einem Anfang, z.B. wo der Zirkel den gezeichneten Kreis begonnen hat. Dort war zuerst doch noch gar nichts.

Aber „gar nichts“ kann es nicht geben. Es war Energie vorhanden. Also gab es auch im gesamten Weltraum nichts als Energie. Und dies ist der Anfang. Der Weltraum besteht aus Energie, nichts als Energie. Energie hat keine Masse. Sie bildet sowohl den Zustand des luftleeren als auch des körperlichen Weltraumes.

Es wurde aber Masse gebildet. Wie kann man sich das vorstellen? Dazu biete ich zwei brauchbare moderne Theorien an, von denen die zweite uns durch die ganze Schrift begleiten wird, um jeden in ein Staunen und eine Bewunderung zu versetzen, die Ehrfurcht und – damit verbunden – geändertes Denken, Empfinden und Handeln folgen lässt.

1. Theorie (Konstantin Meyl):

   Weltraumenergie besteht aus Wirbeln aller Größen und Stärken. Unter bestimmten Bedingungen können sich Wirbel immer mehr verdichten, bis daraus Materie entsteht. Um diesen verdichteten Zustand zu erhalten, bedarf es ständiger Energie von außen, also wiederum aus dem Kosmos oder nun auch von anderen Verdichtungszuständen mit meist stärkerer Energie. So sendet die riesige verdichtete Energie, die wir als unsere Sonne bezeichnen, der viel kleineren verdichteten Energie Erde sogenannte Neutrinos in Form von Skalarwellen. Das ist ebenfalls masselose Energie, von der sich ein bestimmter Anteil ständig im Inneren der Erde verdichtet und damit unsere Erde ständig wachsen lässt.

2. Theorie (Hartmut Müller):

   Global-Scaling-Theorie. Da diese Physiklehre das Bestehen des gesamten Kosmos beschreibt, der – wie wir gesehen haben – aus einem gewaltigen leeren Raum und den Massen (Staub, Kometen, Sternen, Galaxien usw.) besteht, beschreibt sie auch die Wissenschaft vom Leben (Biologie) und somit die Wissenschaft der Heillehre (Medizin). Deswegen muss sie zuerst erklärt werden – natürlich verständlich. Sie können danach jede folgende medizinische Aussage gut verstehen, genauso wie die Grundsätzlichkeiten Ihrer eigenen Probleme und die Ihrer Mitmenschen.

Schon die erste Theorie beschäftigt sich mit dem Begriff Skala, der in dem Wort „Skalarwellen" enthalten ist. In der 2. Theorie taucht er wieder als Begriff aus der englischen Sprache auf, nämlich scaling, was übersetzt skalieren heißt. Also gibt es im gesamten Kosmos Skalierungen, zu Deutsch: Einteilungen. Dabei werden wir zuerst vielleicht an ein Metermaß erinnert. Dies hat bekanntlich eine lineare Einteilung (wie das Lineal aus dem Mathematikunterricht). Wenn darauf eine bestimmte Länge den Wert 1 erhält, so lautet die doppelte Länge 2, die dreifache 3 usw. Damit können wir rechnen, konstruieren, bauen usw. Letztlich streben wir damit nach Ordnung. Nur Ordnung nach linearen Bedingungen gibt es nirgendwo im gesamten Kosmos! Es ist eine bemerkenswerte Hirnentwicklung des Menschen, sich durch lineare – also gleichförmige – Einteilungen behaupten zu wollen (noch geht es).

Ist aber damit der Begriff Globale Skalierung (Global-Scaling) nicht ein Widerspruch in sich, wenn es doch im Globus keine Einteilungen gibt, wie sie unser Hirn erdenkt? Oder wie macht es der globale Weltraum? Er muss doch auch eingeteilt sein, vom Kleinsten zum Größten, von den Maßen seiner Energiewellen, den Abständen der Himmelskörper untereinander, der Galaxien (= Sternsysteme).

Ist er auch, nur anders. Alle Maße – ob Raum, Zeit, Gewicht – vom Durchmesser des Weltraumes (Kosmos) bis hin zur kleinsten Materieeinheit, von der höchsten Energie der Materie bis zur kleinsten des Vakuums – alles unterliegt einer logarithmischen Einteilung (Skalierung, scaling).

Jetzt müssen wir uns nur noch mit dem Begriff Logarithmus auseinandersetzen. Da die mathematische Definition Vorkenntnisse voraussetzt, die nicht jeder hat, sei hier auf Mathematik verzichtet und der Logarithmus anhand von praktischen Beispielen erklärt. Man wird sofort erkennen, wie schnell unser Hirn an Vorstellungsgrenzen stößt, ob wir nun Wissenschaftler sind oder Laien – es gibt hierin keinen Unterschied. Der Wissenschaftler kann zwar alles mit Hilfe der Logarithmen errechnen: Aber außer Vorstellungen im „Nahbereich", die jeder Mensch besitzt, hat er keine Vorteile mehr, höchstens verschwindend geringe.

Unser Trick besteht nun darin, dem Logarithmus eine lineare Einteilung zu verpassen. Also nehmen wir z.B. die Einteilung einer Strecke in Kilometern. Oben markieren wir den linearen Anteil und unten z.B. den 10-er Logarithmus.

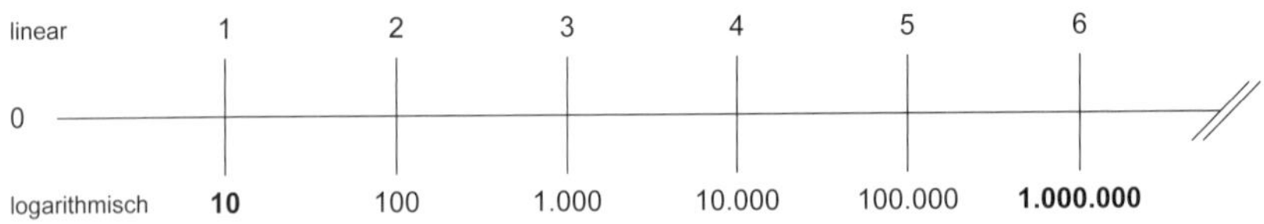


10 Kilometer kann ich als 1 Kilometer ausdrücken, 100 Kilometer als 2 und 1000 Kilometer als 3 usw. 6 Kilometer kann man sich noch leicht vorstellen, aber 1 Million Kilometer … da hört es schon auf. Es wird von da an zur Rechengröße (1 Million Kilometer entsprechen dem 10-er-Logarithmus 6). Wie wollen wir auch sonst die Abmessungen im Weltraum beschreiben, wenn wir sie uns auch gar nicht vorstellen können?

Beim leicht vorstellbaren Wert von 12 sind es bereits eine 1 mit 12 Nullen, also 1 Billion Kilometer.

Wir können auf unserer Skala aber jeden beliebigen Logarithmus auftragen, z.B. 5 oder auch 2, dann sähe unsere lineare Skala folgendermaßen aus:

| | | | | | | |
|---|---|---|---|---|---|---|
| linear | 1 | 2 | 3 | 4 | 5 | 6 |
| 0 | | | | | | |
| logarithmisch | **5** | 25 | 125 | 625 | 3.125 | **15.625** |
| logarithmisch | **2** | 4 | 8 | 16 | 32 | **64** |

Beim 10-er Logarithmus haben wir jede nachfolgende Zahl mit 10 malgenommen (multipliziert), beim 5-er Logarithmus dasselbe mit 5, beim 2-er mit 2. Die obere Zahl gibt also an, wie viel mal die Anfangszahl (10 oder 5 oder 2) sich selbst mal genommen hat. Jede Einheit ist dabei viel größer als alle vorhergehenden zusammen.

Im gesamten Kosmos gibt es aber diese Logarithmen nicht. Sie sollten auch nur als leicht verständliches Beispiel dienen.

Alle Größen wie Längenmaße und Gewichte unterliegen im Kosmos wie auf Erden, wie in jedem Lebewesen, wie in den Abmessungen der Alpenketten, der Meeresbuchten usw. einem einzigen Logarithmus, dem sogenannten **natürlichen Logarithmus**. Der beträgt (gerundet) 2,7. Also malen wir nochmals die Skala, die im gesamten Weltraum Gültigkeit besitzt.

| | | | | | | |
|---|---|---|---|---|---|---|
| linear | 1 | 2 | 3 | 4 | 5 | 6 |
| 0 | | | | | | |
| natürlicher Logarithmus | **2,70** | 7,29 | 19,70 | 53,00 | 143,50 | **387,50** |

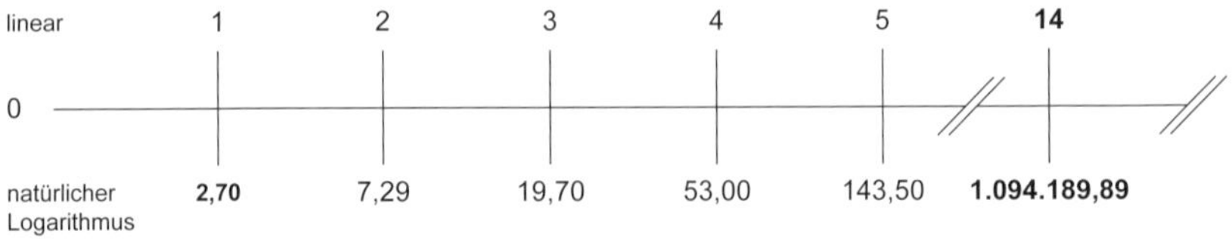


Bei der einfach vorstellbaren Zahl 14 beträgt die natürliche Strecke im Weltraum schon über eine Million Kilometer. Das ist bereits unvorstellbar. Nun kommt **etwas absolut Unvorstellbares, was jedem menschlichen Streben eine völlig andere Bedeutung zuerteilt**.

Zunächst einmal: Der Durchmesser des Weltraumes beträgt 162 logarithmische Einheiten. Das ist mathematisch durch die Global-Scaling-Theorie gut abgesichert. (Die Theorien, die sich mit der Frage beschäftigen, was drum herum existiert, lassen wir unerwähnt). Diese Logarithmen sind exakt durch 3 ohne Rest teilbar.

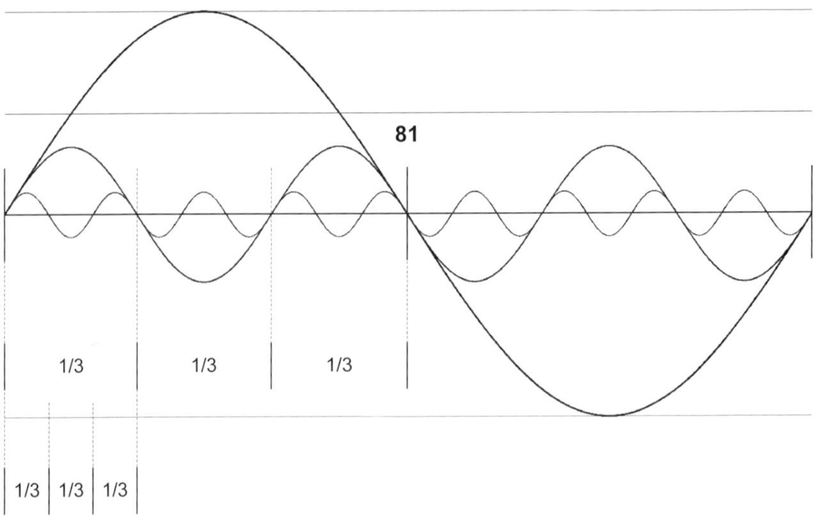

Die logarithmische Hälfte des Durchmessers beträgt also 81. Ach ja, noch ein Wort zum Begriff Welle, der ja immer dazu gebraucht wird, wenn von Energien die Rede ist. Eine Welle drückt 3 Größen aus, nämlich die Länge, die Stärke und die Richtung. Jetzt zeichnen wir uns die größte Welle im Weltraum und danach – da immer durch 3 geteilt die nächsten Größen entstehen – auch die 2. und 3.

Wenn die größte Welle 162 Logarithmen lang ist, hat sie ihren Mittelpunkt bei 81. Wir sehen nun deutlich an der Zeichnung, wie alle Wellen, die durch 3 teilbar sind, auch durch diesen Mittelpunkt laufen müssen. Unsere Zeichnung ist die lineare Darstellung. Würden wir die Kurve logarithmisch aufmalen wollen, ginge das gar nicht; denn der Mittelpunkt (81) ließe sich vom linken Rand erst gar nicht sichtbar abheben; so dicht kann man ihn gar nicht getrennt einzeichnen, selbst wenn man die große Welle tausende Kilometer lang einzeichnen würde. Sie ahnen schon, wie unvorstellbar Logarithmen ab bestimmten Größenordnungen werden.

Und nun „traktiert" Sie der Autor mit einer unvorstellbaren mathematischen Tatsache, die von zentraler Bedeutung für unser Leben ist. Wir haben oben an den Beispielen gesehen, wie anfangs langsam, dann aber immer gewaltiger der logarithmische Wert ist. Wenn die Materie irgendwann beginnt, ist sie noch nahezu unendlich klein. Da können wir mit unseren Maßeinheiten gar nichts anfangen; denn schon ein Millimeter wäre gegen die Abmessungen der Anfangsmaterie unvorstellbar groß. Für unsere Vorstellung braucht es schon mehr als 60 Logarithmen, ehe irgendetwas mit gewaltiger Vergrößerungstechnik sichtbar wird.

Schließlich erreichen wir den Logarithmus 81 und stellen erstaunt fest: Das ist ja erst die menschliche Körperlänge. Oder noch besser: So lang ist ja ein **Chromosom**, wenn wir es entknäueln. Versuchen Sie jetzt bloß nicht, sich den halben Weltraumdurchmesser mit ca. 1,70 m vorzustellen; denn Sie haben keine Chance, logarithmisch denken zu können.

Dennoch sehen wir die Helligkeit logarithmisch, wir hören logarithmisch, wir empfinden Kälte bzw. Wärme logarithmisch.

Praktische Beispiele: Wir befinden uns eine halbe Stunde im Keller bei nahezu völliger Dunkelheit und gehen danach am Mittag ins grelle Sonnenlicht. Der Helligkeitsunterschied beträgt rund eine Milliarde. Das Hirn nimmt aber nur den Logarithmus von einer Milliarde wahr, und der beträgt knapp 21. Also ist der empfundene Helligkeitsunterschied nur 21. Schon bei diesem Helligkeitsunterschied blinzeln wir fast unter Schmerzen.

Ein anderes Beispiel: Sie tauchen ein in 5°C warmes Wasser; es fühlt sich „eiskalt" an. Bei 10°C tut sich auch noch nicht viel. Bei ca. 20°C wird es allmählich schon erträglich, jedenfalls für eine längere Zeit als bei 5°C oder 10°C. 35°C sind angenehm warm und nur weitere 5°C (40°C) höher beginnt die Unerträglichkeit. Nur noch weitere 2°C höher sind nach relativ kurzer Zeit tödlich.

Oder ein Auto mit dem Innengeräusch von 70 Dezibel ist noch angenehm leise. Bei nur 8 weiteren Dezibel empfinden wir es als laut. Wenn man schließlich mit 82 Dezibel einige Stunden gefahren ist, wird man sich am besten in einem ruhigen Raum ausruhen, damit sich das Nervensystem wieder erholen kann.

Nun zurück zu den Chromosomen, die unser Erbgut (die Gene) tragen. Ahnen Sie schon die gewaltige Bedeutung, die hinter der Chromosomenlänge steckt, die sich im Mittelpunkt des Weltraumdurchmessers befindet, wo alle Wellen des Weltraumes ihren Mittelpunkt (Knotenpunkt) haben?

Ab hier beginnt das Fundament der Biologie und der Medizin. Es fehlen nur noch ein paar Erklärungen als Voraussetzungen, um unser medizinisches Denken zu festigen.

1. Das Weltraumvakuum
   Eingangs wurde das Weltraumvakuum - die Weltraumleere erwähnt, die aber irgendwie Energie beinhaltet. Durch die Verdichtung der Energie entsteht Materie. Logischerweise müssen das Vakuum und die Materie mit ihren Schwingungen im Gleichklang (harmonisch, synchron, in Resonanz) sein, sonst würde das gesamte System zusammenbrechen.

2. Die Welle
   Jede der unendlich vielen Wellen füllt den gesamten Kosmos aus. Ihre verschiedenen Längen (logarithmisch durch 3 teilbar) und Stärken sind theoretisch in jedem Punkt des Weltraums gleich. Physikalisch werden sie auch **stehende Wellen** genannt. Sie benötigen unaufhörlich von irgendwoher Energie.

   Als Kinder haben wir ein langes Band genommen und ein Ende am Zaun verknotet, haben das andere Ende locker hängend in eine Hand genommen und es so schnell und intensiv auf und ab bewegt, bis eine gleichmäßige Welle entstand. War die Bewegung zu schnell oder zu langsam oder zu stark oder zu schwach, brach unsere schöne Welle in sich zusammen. Wenn unsere eigene Energie das richtige Maß aufwies, blieb die Welle harmonisch.

3. Die Zeitvorstellung
   Ganz wichtig: Wenn jede stehende Welle an jedem Ort im gesamten Kosmos theoretisch messbar ist, ist jede unserer Zeitvorstellungen ausgeschaltet; denn dann ist die Messung in der menschgemachten Vergangenheit, Gegenwart und

Zukunft gleich. Was das für jede Therapie bedeutet, werden Sie später lesen.

4. Die Harmonie
   Die Harmonie von Schwingungen ist auch gegeben, wenn das Weltraumvakuum und die Weltraummaterie ihr jeweiliges Schwingungsmuster versetzen. Denn das Vakuum kann nicht gänzlich Vakuum sein; es ist durchsetzt von Galaxien (Sternenhaufen), Sternen, Kometen, Staub und den winzigsten Materieteilchen. Und die Materie besteht ihrerseits wiederum zu über 99 Prozent aus Vakuum. So wie die Sterne (Sonnen, Planeten) riesige Abstände voneinander haben, so haben es die Atomkerne und ihre umkreisenden Elektronen auch. Damit sind auch die Atomkerne sehr weit voneinander entfernt. Aber wie im Großen die Abstände der Gestirne für uns unvorstellbar sind, so sind sie es auch im Kleinen.
   Beispiel: Unsere Sonne ist 8 Lichtminuten von uns entfernt; das sind 480 Lichtsekunden. Eine Lichtsekunde beträgt rund 300.000 Kilometer; damit ist unsere Sonne 480 mal 300.000 Kilometer = 144.000.000 (144 Millionen) Kilometer entfernt. Wer kann sich das vorstellen? Die nächste Sonne ist der Sirius. Der ist mehrere Lichtjahre entfernt. Sparen wir uns das Papier für den Ausdruck der Zahl. Das ist unsere allernächste Nachbarschaft. Wenn man nach den Maßen der beiden Sonnen und den weiteren Abermilliarden von Sonnen im Weltraum fragt, so haben sie alle unvorstellbare Abstände untereinander. Verkleinert man sie auf Atomgröße, so bleibt das Verhältnis zwischen dem Vakuum und der Materie gewahrt.

   Machen wir zur Vorstellung ein Spiel. Wir nehmen die Erde als Mittelpunkt und schlagen einen Kreis, auf dem sich der Sirius befindet. Der Kreis liegt in seinem Durchmesser weit außerhalb unserer Vorstellung. Nun verkleinern wir den gesamten Kosmos bis auf die Größe der Erde und im selben Verhältnis den Kreis mit dem Sirius. Wie groß ist dieser noch? – Sparen wir uns die Rechnerei; denn der Kreis wäre vielleicht so groß wie ein Korn. Welche Bedeutung haben unsere Erde und der Mensch mit seinem Streben??? Und dennoch: Im Winzigen hat er immer noch das **Recht auf Leben und Gesundheit**.

Was den Autor so fasziniert, ist die unvorstellbar schwache (subtile) Energie, deren sich der Kosmos (jedes Geschöpf ist für sich auch ein Kosmos) mittels stehender Wellen bedient, die dennoch alle höheren Energien in den Lebewesen regieren. Z.B. gibt irgendwo in der Steppe ein Schmetterlingsweibchen ein kaum sichtbares Tröpfchen ihres Sexualhormons in die Luft. Fast im selben Augenblick ortet ein Schmetterlingsmännchen derselben Art in 10 Kilometer Entfernung dieses Weibchen. Es kann Richtung und Entfernung „abschätzen". Weder Windrichtung noch Luftteilchen behindern die Ortung (= Prinzip stehender Wellen).

Die Energiemuster des Sexualhormons werden auf die kosmischen Wellenmuster moduliert und stellen somit im Prinzip das dar, was wir in unserer Funktechnik tun (allerdings nicht mit stehenden Wellen).

Beispiele für subtilenergetische Wirkungen im Tier- und Pflanzenbereich werden in neueren biologischen Forschungsrichtungen immer wieder entdeckt. Um auf die nächsten Abschnitte einzustimmen, sei vorweg die Frage gestellt, ob es auch die „Informationsnachricht", wie sie beim Schmetterling mittels Materie (ein Tröpfchen) erfolgt, im Vakuum gibt. Dazu ein nächstes Beispiel:

Zwei Biologen messen zu festgelegten Zeiten das Aktionspotenzial (eine physikalische Messtechnik, mit der die

Energie eines Lebewesens angezeigt wird) von 10 Pflanzen, die einzeln in Töpfen aufgereiht sind. Nun entfernt sich einer der Wissenschaftler 5.000 km. Der andere misst am folgenden Tag um 10.00 Uhr einen drastisch gefallenen Energiewert bei der 3. Pflanze von links. Der Wert bleibt von nun an konstant unten, ohne irgendein erkennbares äußeres Zeichen. Als 2 Tage später der Reisende zurückkehrte, wollte ihm der andere von diesem Phänomen berichten. Bevor es aber dazu kam, ging der Zurückgekehrte schnurstracks auf die Pflanzen zu, riss die 3. von links aus und fragte, ob das Aktionspotenzial der Pflanze vor 2 Tagen um 10.00 Uhr abgesackt war. Da hätte er nämlich fest beschlossen, diese bei seiner Ankunft auszureißen. Solche Versuche sind inzwischen häufig erfolgreich wiederholt worden.

Eine andere hochinteressante Tatsache ist die gegenseitige Beeinflussbarkeit von Materie und Lebewesen (Anmerkung: theoretisch muss das so sein). Z.B.: Es werden Hühnereier künstlich bebrütet. Vor dem Brutkasten bewegt sich in einem umzäunten Areal ein Roboter. Stößt er irgendwo an, ändert er ohne erkennbare Regel seine Richtung. Nach Hunderten Richtungsänderungen hat er das gesamte Gehege etwa gleichmäßig abgelaufen. Nun entlässt man mittels automatischer Türöffnung die inzwischen geschlüpften Küken aus dem Brutkasten. Das Erste und Einzige, was sich vor ihnen bewegt, ist der Roboter. Instinktiv ist er somit für die Küken die Mutter. Sofort fordern sie ihn durch lautes Piepen. Was geschieht? Von nun an bewegt sich der Roboter vornehmlich in dem Drittel des Geheges, das den Küken zugewandt ist.

Beispiele gäbe es noch zuhauf. Sie haben alle absolut nichts mit Esoterik zu tun, sondern sind wiederholbare feste biophysikalische Größen moderner Wissenschaften. In allen Fällen sind Steuerungsenergien die Ursache, die Regler, die als räumliche Muster stehender Wellen wirken. Dabei spielt es überhaupt keine Rolle, ob die Informationsmuster im Vakuum oder in irgendeiner Materie lokalisiert werden. Informationsmuster sind grundsätzlich überall. Sie sind die unendlich vielen verschiedenen Schlüssel, die zu den unendlich vielen entsprechenden Schlüssellöchern passen.

Abschließend sollen die beiden Schwingungsverhältnisse zwischen der Materie und dem Vakuum vereinfacht aufgezeichnet werden. Um es besser zu verdeutlichen, zeichnen wir dazu Felder anstatt nur Linien, selbstverständlich, wie wir nun wissen, im Dreierrhythmus. Die Logarithmen wählen wir beliebig um unsere Chromosomenlänge herum.

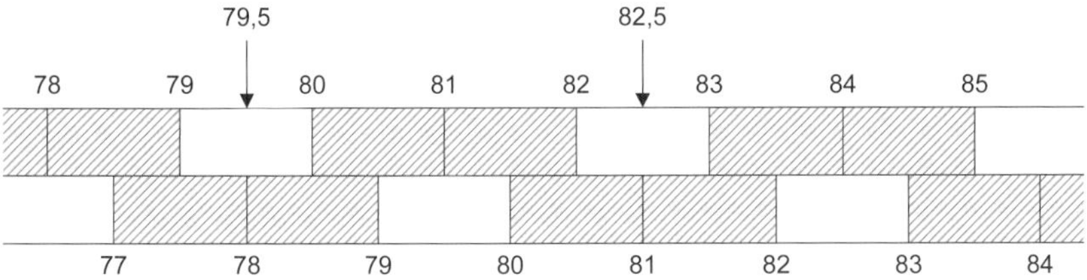


Zur Erklärung: Oben laufen die Materieschwingungen und unten die Vakuumschwingungen. Oben ist bei 81 der Mittelpunkt der Welle, die sich von 79,5 bis 82,5 erstreckt. Dort hat sie nahezu den Materiewert null. Unterhalb von 79,5 und 82,5 ist das Vakuum mit den Werten 78 und 81 (alle 4 Zahlen sind durch 3 teilbar!). Unterhalb der Zahl 82,5, also dort, wo die Materie ihr Minimum hat, sehen wir unten synchron dazu die 81, den Bereich also, der den größten Vakuumanteil anzeigt. Somit schwingen beide Systeme harmonisch, synchron (gleichförmig).

Diese Grundsätzlichkeit herrscht im gesamten Weltraum. Es lässt sich an der schematischen Zeichnung genauso gut die obere Einteilung als Vakuumdarstellung und die untere entsprechend als Materiedarstellung bezeichnen.

Was man an dieser Zeichnung nicht sehen kann, ist folgende Tatsache: Nimmt man einen beliebigen Abschnitt irgendwo aus dieser Darstellung und vergrößert ihn bis zur selben Größe, so ist er grundsätzlich deckungsgleich. Also gibt es im gesamten Weltraum nur dieses Schema!!!

Bis hierher wurde versucht, die Schwingungen zwischen dem Vakuumanteil und dem Materieanteil im Kosmos vereinfacht darzustellen. Auf diesem Verständnis basiert das Verständnis für die neue Therapierichtung. Denn wir Menschen (genauso die Tiere und Pflanzen) sind als **„Materie/Vakuumsysteme“** in das kosmische Materie/Vakuumsystem mit eingeschwungen, also der gesamte Körper und hierin die Organe, darin die Zellen, in ihnen die Zellorganellen, Flüssigkeiten usw. Alle besitzen wiederum Größen und Gewichte von genau bestimmten Abmessungen untereinander (logarithmisch durch 3 teilbar), damit sie synchron mit dem Kosmossystem schwingen! **So lange alles im Menschen harmonisch mit den kosmischen Wellen schwingt, nennen wir diesen Zustand Gesundheit.**

**Wer oder was sich diesem Rhythmus widersetzt, fliegt raus!** Wenn es sich um winzige Bereiche handelt (und das ist irgendwo im Körper ständig so), wird es meistens nicht bemerkt. Doch ab einer gewissen Dauer und/oder Größenordnung merken wir etwas und äußern anfangs eine Befindlichkeitsstörung, bis wir uns krank fühlen.

## II. Weltrauminformationen

Wie soll man sich diese Schwingungen, besser diese unendlich vielen verschiedenen und untereinander harmonisch abgestimmten Schwingungen vorstellen? Wirken sie nacheinander? Aus einer Richtung? Oder alle gleichzeitig und aus allen Richtungen?
Die Antwort ist einfach. Da der gesamte Weltraum ständig mit allen Schwingungen an jedem Ort und zu jeder Zeit aktiv ist, gibt es keine Richtungen mehr. Sie sind einfach immer und überall vorhanden, also richtungslos. Nur unterscheiden sie sich in ihrer Größe und Stärke. Diesen Maßen haben sich alle Maße der biologischen Systeme untergeordnet, um synchron (gleichförmig) schwingen zu können, die Körpergrößen des Menschen, die Chromosomen (Erbstränge), Gene (Erbträger), Zellen, Zellinhalt usw. Sie alle benutzen die für ihre Abmessungen (vornehmlich Längen- und Gewichtsmaße) „zuständigen" Schwingungen des Kosmos.

Im Mittelpunkt der medizinischen Betrachtung stehen die verschiedenen Körperzellen. Entsprechend ihrer Verschiedenheit schwingen sie und ihre inneren Körperchen nicht etwa nur mit ein paar Wellen, auch nicht mit nur einer Million, sondern mit unzählig vielen – natürlich immer gleichzeitig. Die Gesamtheit dieser Wellen gibt der Zelle die Information, wie sie richtig zu schwingen hat, damit ein harmonischer Lebensablauf funktioniert. Daher wird jedes Schwingungsmuster als **Information** oder **Informationen** oder – speziell in dieser Schrift - als **Informationsmuster** bezeichnet. Es handelt sich also um physikalische Informationsmuster, die das gesamte Leben steuern, oder besser um biophysikalische Informationsmuster (bios ist das griechische Wort für Leben). Also werden damit die Kräfte bezeichnet, die das Leben aufrechterhalten und steuern.

Nun wird es hochinteressant und für die meisten Menschen völlig neu. Wir hatten uns doch eingangs mit der Frage beschäftigt, wovon wir eigentlich leben und kamen zu der Antwort: Nur von Energie, nicht vom Verbrauch irgendwelcher Stofflichkeit (Atome).

Aber wie wird nun diese Energie geregelt, die Bewegung, Wärme, Organtätigkeit, Denken usw. verleiht? Die Nahrungsenergie könnte doch plötzlich freigesetzt werden; dann würde ein Lebewesen explodieren! Dass so etwas nicht geschehen kann, liegt an der großartigen Zusammenarbeit zwischen dem Gehirn, den Nerven, Hormonen und Enzymen, die durch komplizierte Schaltmechanismen einen geregelten und langsamen Umbau der Nahrungsmoleküle bewirken.

Hormone und Enzyme sind die Schlüssel für die gewaltige Energiefreisetzung. Diese Schlüssel verbrauchen selbst gegenüber der Nahrung nur einen Bruchteil der Energie. Damit bleibt der weit größte Teil für unsere Aktivitäten übrig. Bis hier ist alles bekannt.

Aber nun kommt´s. Wer oder was steuert die Hirn- und Nervenzellen, die Hormone und Enzyme? Diese Energie, die dafür benötigt wird, muss wiederum viel kleiner sein als die von den Hirn- und Nervenzellen, den Hormonen und Enzymen benötigte Energie.

Und wie gering sie ist! Für uns absolut unvorstellbar gering, vielleicht ein Millionstel bis ein Billiardstel (1 geteilt durch eine 1 mit 15 Nullen dahinter). Keiner kann sich solch eine geringe Energie vorstellen. Selbstverständlich kommt sie – wie wir nun gelernt haben – in Form von Informationsmustern aus dem Kosmos. Ohne ihre Schwingungen gibt es keine Steuerung!

Hier wäre ein vorstellbarer Vergleich angebracht: Ein großes Verkehrsflugzeug (Mensch), betankt mit vielen Tonnen Treibstoff (Nahrung), hochtechnisch ausgestattet mit Elektronik (Nerven, Hormone, Enzyme), also ein hoch kompliziertes Kraftpaket – es fliegt nicht. Warum nicht? Ganz einfach: Weil ihm die Information fehlt. Schließlich tippt ein Pilotenfinger (Information) auf ein paar Knöpfe und der gewaltige Vogel ist aktiv. Die meiste Energie aus dem Treibstoff wird für die Bewegung des Flugzeuges (Mensch) gebraucht, die Elektronik (Nerven, Hormone, Enzyme) verbraucht dagegen einen verschwindend geringen Anteil, der dennoch fast unvorstellbar größer ist als die Energie des Pilotenfingers (Information).

Ganz nebenbei: Das Flugzeug – wie auch jedes Fahrzeug – verbraucht nicht ein einziges Atom. Es wandelt nur die Treibstoffmoleküle in andere Moleküle um. Die Antwort wäre damit die gleiche wie auf die eingangs gestellte Frage, wovon wir eigentlich leben - nämlich von der Energiegewinnung durch die Umwandlung von Molekülen in andere Moleküle.

Ohne die **Steuerungsenergie = Informationsenergie =** vereinfacht ausgedrückt: **Information, Informationen, Informationsmuster** = allgemein: **subtile Energie** funktioniert kein Leben, geschweige denn die Gesundheit.

Wenn Sie das verstanden haben, werden Sie nun schon ungeduldig darauf warten, was Sie längst erahnen. Also lassen wir´s raus:

## III. Krankheit

Sollten irgendwelche Zellsysteme durch irgendeinen Umstand zu wenige oder falsche Informationsmuster erhalten, geraten sie aus der synchronen Schwingung. Dadurch gerät zunächst der gesamte Stoffwechsel der betreffenden Zellen durcheinander. Wir leiden unter Befindlichkeitsstörungen oder gleich unter Krankheit.

Manchmal tritt die Befindlichkeitsstörung nur periodisch auf, in wenigen Tagen oder gar in Monaten oder Jahren. Immer wieder schaffen es die Zellsysteme (Organe), sich in die kosmischen Informationsmuster einzuschwingen. Irgendwann können sie aber – wie durch Ermüdung – andere Zellanteile, die in ihnen bisher noch nicht betroffen wurden, in Mitleidenschaft ziehen, bis die Zellsysteme zu weit aus dem geregelten Stoffwechsel geraten. Nun wird von Krankheit gesprochen.

**Jedweder Krankheit liegt also eine Disharmonie (= ungenügende Übereinstimmung) bestimmter Zellanteile mit Informationsschwingungen aus dem Kosmos zugrunde. In jedem Falle resultiert daraus ein gestörter Zellstoffwechsel.**

Diese Erkenntnis zwingt zu völlig neuen Therapieansätzen.

Vorher ist aber noch auf Folgendes hinzuweisen:
Bei einem Unfall z.B. bricht am verletzten Teil der Zellstoffwechsel zusammen. Selbstverständlich funktioniert die Informationsenergie nicht mehr, weil zum einen durch Quetschung und Zerreißung die Maße der Zellen und ganzer Zellsysteme nicht mehr mit den kosmischen Wellenmustern übereinstimmen und zum anderen die Zufuhr der Nahrungsenergie gestört oder abgeschnitten ist. Hier ist die Steuerungsenergie zunächst machtlos.

Ein anderes Beispiel wäre eine Vergiftung (z.B. Schlangenbiss), bei der das Blut sofort in den Blutgefäßen verklumpt. Damit wird der gesamte Zellstoffwechsel abgewürgt. Und die Pilotenfinger können noch so präzise informieren wollen – wenn ein wichtiger Teil der Elektronik ausgefallen ist, hebt der Vogel nicht mehr ab (wenn Goliath zusammenbricht, hat David nichts mehr zu kämpfen).

Ein drittes Beispiel soll die angeborenen Defekte erwähnen. Bei Missbildungen sind nicht nur die Abmessungen der missgebildeten Zellsysteme mit den Informationsmustern uneins, sondern häufig auch die „höheren Etagen" wie Blutzufuhr, Hormone, Nerven und somit die „höchste Energieetage", die ausreichende Vermittlung von Nahrungsmolekülen.

Bei anderen Krankheiten spielt sich immer dasselbe ab: Veränderte Abmessungen in den Zellen oder die Zellen selbst können nicht mehr mit den Informationsmustern des Kosmos vereint schwingen. Der kosmische Schlüssel passt nicht mehr so richtig ins Zellschlüsselloch. Über kurz oder lang mahnt das Gehirn Störungen an, die man als Krankheit bezeichnet. Da ist es zunächst unbedeutend, welche **Diagnose** gefunden wird. Sie ist **für die neue Therapie anfänglich nicht entscheidend**!

Also: Die Abmessungen einzelner oder mehrerer oder aller Teilchen in den Zellen oder die gesamten Zellen selbst haben sich verändert. Damit haben sich auch ihre Wellenlängen verändert. Sie stimmen jetzt nicht mehr mit den unveränderbaren kosmischen Wellenlängen überein.

Was hat die Zelle zur Veränderung veranlasst, wenn sie sich seit der Zeugung in das kosmische System eingeschwungen hatte? Zunächst hatte doch alles bestens funktioniert.
Die oberflächliche Antwort geben uns die vielen Diagnosen aus der westlichen Schulmedizin. Oberflächlich sind sie im

Wesentlichen deshalb, weil sie nie die kosmische Energie und damit – wie nun ausführlich dargestellt – das Fundament berücksichtigen, gar nicht erst kennen und zur Not abstreiten oder verlachen.

Nebenbei: Am meisten profilieren sich diejenigen, die glauben, durch ihr Erlerntes alles Mögliche ableiten zu können. Was nicht sein darf, kann auch nicht sein. Deshalb wird in Magazinen und anderen Medien, insbesondere im Internet, immer dann gequatscht und gequatscht, wenn die Etablierten vor neuen Erkenntnissen kapitulieren. Dazu bemerkt Wilhelm Busch lustig und weise: „Denn gerade, wenn man nichts versteht, der Schnabel umso leichter geht".

Erinnert sei nur an die Akupunktur. (Da sie eine Methode der Therapie mit Informationen darstellt, wird später noch einmal auf sie zurückgegriffen). Wie viele Jahrzehnte musste sie um Anerkennung ringen, bis schließlich die vielen Therapieerfolge nicht mehr geleugnet werden konnten. Nun zahlen in Deutschland die gesetzlichen Krankenkassen diese Therapien. Noch kämpft ein anderer Bereich der Energietherapie um die Anerkennung – die Homöopathie. Dazu später mehr.

Geänderte Maße in den Zellanteilen oder den Zellen selbst können durch die verschiedensten „Angriffe" entstehen. Als Beispiel soll die Diagnose „grippaler Infekt" dienen: Viren greifen bestimmte Zellsysteme an und geben ihre nicht in die Zellschwingungen passenden Teilchen in die Körperzelle, um diese zu veranlassen, davon massenweise zu produzieren. Dadurch erhält die Zelle ein zu ihr nicht passendes (nicht kompatibles), also unharmonisches = disharmonisches Schwingungsmuster. Die Folge ist eine „**Fehl**steuerung" des Zellstoffwechsels. Die Fehlsteuerungen sind es, die den Energiestoffwechsel herabsetzen und uns dadurch schlapp machen. Wir fühlen uns krank.
Solche Fehlsteuerungen, die durch Viren und sonstige Keime

verursacht werden, sind aber zunächst ein Segen; denn durch sie entstehen ganz bestimmte Giftstoffe in den Zellen, die wiederum die Eindringlinge abtöten. Dieses Abwehrsystem tötet auch primitive Lebewesen. Bei den höheren Lebewesen, wie den Wirbeltieren und somit den Menschen, gibt es noch ein zweites Abwehrsystem (= Immunsystem), das zwischen den Zellen und in den Lymph- und Blutbahnen funktioniert.

Sollten die Eindringlinge aber zu mächtig werden, kann von den Abwehrstoffen, die ab einer bestimmten Konzentration für die Zellen selbst giftig werden, zu viel produziert werden; dann sterben die Zellen selbst. Wegen der großen Wichtigkeit eines Krankheitsbeginns und Krankheitsverlaufes sei hier betont hervorgehoben: **Die kosmischen Wellensysteme, die in jeder Zelle die Steuerung des gesamten biologischen Ablaufes bestimmen, sind die Schlüssel allen Lebens und aller Gesundheit!** Da sie stehende Wellen sind, werden sie von jeder Körperzelle zur selben Zeit registriert; anders ausgedrückt: Jede Körperzelle besitzt zur selben Zeit jede Schwingung der anderen.

Aber auch die **Schadwellen**, die von den Eindringlingen verursacht wurden, liegen gleichzeitig jeder anderen als Schadinformation vor (damit selbstverständlich auch jeder Hirnzelle).

Beispiel: Gegen die Keime eines Pickels wehren sich die örtlichen Zellen massiv. Das lässt sich an der Rötung gut erkennen. Alle Körperzellen registrieren das zwar, auch die Hirnzellen. Aber die nicht selbst Angegriffenen brauchen nicht zu reagieren. Dafür hat das Gehirn besondere Empfindlichkeiten entwickelt. Im Falle des Pickels wird wohl auch das Bewusstsein wachgerüttelt, doch äußert es höchstens: Macht nichts, die werden schon alleine damit fertig, und für die anderen Körperzellen ist die Schadinformation zu gering, um beachtet zu werden – außer den Zellen unmittelbar drum herum.

Ein anderes Beispiel: Bei einer größeren Verletzung (Quetschung, Geweberiss, Knochenbruch, Schnitt, Verbrennung, Operation) sieht es schon ganz anders aus. Das Ausmaß und damit die Fülle an Schadschwingungen kann über das verletzte Areal hinaus alle anderen Körperzellen in erheblichem Maße beeinträchtigen, in jedem Fall auch den „Oberregulator“, das Gehirn. Dadurch kann der gesamte Zellstoffwechsel in Mitleidenschaft geraten, mit dem Ergebnis: Schlappheit, Schmerz, depressive Verstimmung.

Wegen der Wichtigkeit, das Fundament der neuen Therapierichtung zu verstehen, sollen die beiden Beispiele – Keime und Verletzungen – nochmals beleuchtet werden. Es passiert immer dasselbe, ob durch Keime oder Verletzungen (oder anderes, s. später): **Die in die kosmischen energetischen Informationsmuster eingeschwungenen Zellen werden durch Schadwellen (= zur Stoffwechselsteuerung nicht vorgesehene Kräfte) teilweise oder gar gänzlich gestört.**

Nun erst mal genug davon; denn es drängt sich ungeduldig die Frage auf: Was tun?

Wenn wir die kosmischen Schwingungen als Steuerungsenergie bezeichnen, können wir nun die den Zellstoffwechsel störenden Schwingungen als „**Fehlsteuerungsenergie**“ bezeichnen. **Um eine Fehlsteuerungsenergie geht es bei jeder Erkrankung. Damit unterliegen alle Erkrankungen demselben Behandlungsansatz!** Dazu müssen wir wissen, wie denn diese Schadschwingungen das Stoffwechselchaos in der Zelle verursachen. Dafür gibt es drei physikalische Möglichkeiten:

1. Die Schadwellen sind in der Übermacht.
2. Die Schadwellen „neutralisieren" die kosmischen Wellen in der Zelle.
3. Beides geschieht gleichzeitig.

Also, was ist zu tun? Können Sie sich die theoretische Antwort jetzt schon selbst geben? Die theoretische Antwort muss lauten: **Die kosmischen Schwingungsmuster (= Informationen = Informationsmuster) in den betreffenden Körperzellen müssen verstärkt werden.** Zwei Möglichkeiten sind zu diskutieren.

**Erste Therapiemöglichkeit:**

Die Schwingungsmuster werden künstlich erzeugt. Schon lange im Einsatz sind sogenannte Resonanzgeräte. Sie funktionieren einigermaßen gut, aber nicht sehr verlässlich. Das liegt zumindest an zwei Schwachstellen. Wir sprechen doch ständig von räumlichen Wellenmustern, die sich aus unendlich vielen Variationsmöglichkeiten bilden und wie die Schlüssel in die Maße der Zellen passen.

Ein Resonanzgerät kann diese Muster niemals nachbilden. Es gibt der Zelle aus all diesen Wellen nur den Ergebnisvektor (= physikalisch ein Symbol für die Stärke und die Richtung einer Welle, die sich als Ergebnis aus allen räumlichen Wellen zusammensetzt). Auch das funktioniert.

Aber obwohl es diese Wellen noch verstärken kann, hat es folgende Nachteile: a) Die Wellen verlaufen linear, also nicht logarithmisch, wie es der Kosmos vorsieht. Nebenbei: Es gibt schon ein Gerät, das mit den logarithmischen Wellen arbeitet. Jedoch fehlt es diesem, wie auch allen anderen, an b) den räumlichen Mustern. c) Alle Geräte, die an eine künstliche Energiequelle (Elektrizität) angeschlossen sind, geben selbst Schadstrahlen ab (siehe dazu später beim Thema Elektrosmog).

Die Schadwellen in den Zellen laufen häufig ebenfalls linear ab. Diese kann das Gerät löschen, schließlich auch durch seine höher einstellbare Kraft.

**Zweite Therapiemöglichkeit:**

Die zweite Therapiemöglichkeit besteht aus Vermittlern der kosmischen Energiemuster, die ohne künstliche Energiequellen auskommen und sie dennoch verstärken. Diese Vermittler müssen außerdem in der Lage sein, den gesamten biologischen Informationsbereich abzudecken; denn die jeweils gestörten Informationsmuster der erkrankten Zellsysteme bleiben unbekannt.

Zwei erstklassige **Vermittler kosmischer Informationsmuster** sind bekannt:

1. Wasser
   Es speichert alle nur erdenklichen Informationen – einige über Jahrtausende –, sowieso alle kosmischen, aber auch alle künstlichen, z.B. die Muster aller Chemikalien.

   Nebenbei: Es lassen sich z.B. alle Chlormoleküle aus gechlortem Wasser chemisch entfernen. Die Schadinformationen des Chlors jedoch bleiben im Wasser erhalten und bewirken in allen Zellen eine zu beachtende Fehlsteuerung! Diese müssen von den entsprechenden kosmischen Steuerungsmustern unwirksam gemacht werden.
   Um das Wasser als Vermittler einzusetzen, müssen erst alle Schadschwingungen daraus entfernt und die kosmischen Informationen verstärkt werden. Das ist hoch kompliziert.

Als Hauptproblematik erweist sich in den Forschungen des Autors die „Instabilität“ des Wassers: Es nimmt immer wieder neue Schadinformationen auf. (Das dürfte zur Herstellung von Homöopathika ein erhebliches Problem darstellen).

2. $SiO_2$ = Siliziumoxid = QuarzSilizium ist nach Sauerstoff das zweithäufigste Element in unserem Erdball. Siliziumoxid ist vielen Medikamenten in winzigen Mengen beigefügt; denn seine förderliche Stoffwechselaktivität ist schon lange bekannt. Unbekannt ist den Pharmakologen weitgehend seine von Natur aus in vielen Wellenmustern steuernde Zellstoffwechselfunktion; ebenfalls unbekannt ist seine zusätzlich vorhandene Fehlsteuerungsenergie.

Der Riesenvorteil gegenüber Wasser sind drei bedeutende Eigenschaften: Die höhere **Informationskraft**, die **Löschbarkeit seiner Schadwellen** und die Abschirmbarkeit neuer Schadwellen und die damit verbundene **Aufsättigung und „Unlöschbarkeit“ der kosmischen Informationsmuster.**

1999 gelang dem Autor der wissenschaftliche Durchbruch in das neue Therapiezeitalter, in dem durch ein völlig unkonventionelles Verfahren erstmalig Quarzpartikel von bestimmten Abmessungen und prozentualen Anteilen von den Schadwellen „gereinigt“ wurden und das gesamte biologische Spektrum (= Bandbreite) der kosmischen Informationen eingegeben wurde.

Das war aber noch nicht alles. Es konnten sämtliche Informationsmuster auf eine bedeutend höhere Stärke (bis zum höchsten „Strahlungsvermögen“ der Quarzteilchen) gebracht werden, wodurch alle von außen „angreifenden“ Schadwellen völlig abgeblockt sind.

Zuvor ungeglaubte Therapiemöglichkeiten taten sich nun auf. War man es doch gewohnt, irgendwelche chemischen, biochemischen oder biologischen Präparate zu schlucken, wird nun auf einmal gar nichts mehr geschluckt. Stattdessen wird nach der Logik verfahren: Wenn schon kein einziges Atom von den Pillen verbraucht wird, die meine Schmerzen lindern, sondern nur bestimmte Informationen aus diesen letztendlich wirken, warum soll denn noch geschluckt werden? Dazu haben die Pillen häufig unerwünschte Wirkungen (= Nebenwirkungen). Und noch Weiteres muss bedacht werden: Nach der Einnahme der Pille gibt es kein Zurück; bringt sie starke Nebenwirkungen wie eine Allergie, kann diese Tage dauern. Oder durch ständige Einnahmen kann z.B. eine Allergie entstehen und damit die Einnahme für immer beenden. Es gibt noch weit schlimmere Nebenwirkungen bis hin zum Tod.

Was verursacht denn die Nebenwirkungen von chemischen Präparaten? Das Fundamentale darüber bekamen Sie vor dieser Lektüre nicht zu lesen. Jetzt wissen Sie es aber durch diese Kurzfassung: Es sind die Schadinformationen, die von diesen chemischen Molekülen ausgesendet werden und die Informationsmuster stören. Dies ist auch der Start jedweder Allergie.

**Alle künstlich hergestellten Produkte senden mehr oder weniger, stärkere oder schwächere Schadwellen (= Schadinformationen) aus! Alle künstlich erzeugten Energiewellen senden ihrerseits Schadwellen aus** (siehe oben: Resonanzgeräte)!
Die Kunstfasern (Mikrofasern) in der Kleidung z.B. senden einen beträchtlichen Anteil an Schadstoffen aus, gegen den aber die wenigsten Menschen sofort mit Unverträglichkeiten reagieren. Die meisten äußern ihr Leben lang keine nachteiligen Empfindungen (= Symptome).

An dieser Stelle soll schon ´mal auf Schwersterkrankungen hingewiesen werden, stellvertretend den Krebs. Es gibt viele Theorien über die Verursacher, über die Voraussetzungen, über bekannte Gifte (Tabak usw.), über Stoffwechselveränderungen in den kleinsten Zellsystemen (z.B. in den Kapillaren). Da kann man selbstverständlich auch entscheidende Vorsorgen treffen. Nur eines ist sicher: Ohne die Regie von Schadinformationen und damit die Herrschaft über die kosmischen Informationen in den Zellen gibt es keinen Krebs! Durch diese Aussage wird es eindeutig, wo eine sinnvolle Therapie anzusetzen hat. Wenn von verblüffenden nicht schulmedizinischen Krebsheilungen die Rede ist, so war es in jedem Fall gelungen, durch die Gabe eines Stoffes oder einer Kombination von Stoffen ausreichend viele Schadinformationen in allen Zellen durch die in den Stoffen vorhandenen kosmischen Informationsmuster zu löschen.

An dieser Stelle soll noch eine Regel entstehen: **Je schwerer eine Erkrankung ist, desto umfangreicher müssen die Therapiemöglichkeiten ausgeschöpft werden**, die sich (auch als alleinige) wiederholt bewährt haben.

Nun haben Sie das Fundament der neuen Medizinrichtung kennengelernt und wissen von dieser wichtigen Materie mehr als die meisten Wissenschaftler. Die Zufriedenheit eines Forschers und Autors wächst mit dem Verständnis seiner Leserschaft. Aber was nützt alles Verständnis, wenn daraus nichts Wesentliches für die Praxis erfolgt?
Nur keine Sorge – die gesamte Thematik wirkt wie der „Knüppel aus dem Sack“. Die zwingend notwendige Forschung kann nach solchen Erkenntnissen niemals ausbleiben.

Im Jahr 1994 startete der Autor dieser Schrift sein medizinisches Forschungsprojekt, dem er sich seither ganztätig widmete. Damals wurde noch nicht die neue Physik (Global

Scaling) gelehrt. Deshalb standen experimentelle Forschungen im Vordergrund; Berechnungen waren Fehlanzeige. Doch schließlich gelang der Start für eine neue biophysikalisch-energetische Therapie, die ohne eine künstliche Energiequelle (z.B. elektrischer Strom) auskommt.

1999 wurde das erste Patent, eine **Bionen-Kompresse**, angemeldet. Zur Erforschung stellten sich schwierige Hürden in den Weg. Zwar gab es schon das Wissen über die Wirkung von Quarz, besonders wenn dieser in Pflanzen gebunden war (Schachtelhalm). Doch abgesehen davon, in welchen chemischen Verbindungen er die beschriebenen biophysikalischen Wirkungen am sichersten erbringt, gab es noch weitere große Probleme zu lösen, ohne deren Lösung eine weitere Forschung entmutigend verlaufen wäre.

- Welche Größen von Quarzpartikeln und welche Mengen jeder Größe waren zu mischen?
- Wie sollten sie verpackt werden? Es mussten luft- und wasserdichte Behältnisse sein; diese mussten sich den Körperkonturen anpassen und die Quarzpartikel durften sich darin nicht verschieben. Die geniale Lösung war die Einmischung der Quarzpartikel in Gummi, Kautschuk, Silikon usw.; denn diese sind vor der Fertigung flüssig. Der Quarz lässt sich darin einrühren.
- Die größte Problematik bestand in der dauerhaften Einbringung der gesamten biologischen Schwingungsmuster bei vorhergehender Löschung aller im Quarz vorhandenen Schadinformationen, siehe oben. (Es handelt sich bei den Schadinformationen um natürliche und – durch den maschinellen Zerkleinerungsprozess – künstliche).
- Schließlich konnte ein völlig neues Informations-Know-how entwickelt werden, das die gesamte Anforderung erfüllte: Löschung der Schadinformationen aus dem

Quarz – Einbringung des gesamten biologischen Informationsspektrums in verstärkter Form – Blockierung jeder möglichen Neuinformation – dauerhafte unveränderbare Stärke der Informationsvermittlung auf die Körperzellen. Dieses Informationsverfahren ist wohl einzigartig und absolut sicher.

Wie schon erwähnt, wurde die **Silikonkompresse** „geboren", ein Silikonprodukt aus medizinisch geprüftem Material, 2 mm stark, flexibel, in verschiedenen Größen (siehe Fotos). Die europäische Patenterteilung eines verbesserten Nachfolgeproduktes (zur Unterscheidung **bion-pad** genannt) erfolgte 2009. Nun lassen Sie sich vom Beginn einer neuen Therapierichtung überraschen.

## IV. Die Zukunftstherapie - bion-pads®

Das vom Autor entwickelte bion-pad, in der Vorgängerversion häufig auch als Kompresse bezeichnet, übermittelt alle biologischen Informationen. Somit kann es grundsätzlich als eines der Therapiemittel dienen. In den meisten Fällen (bei Wunden, Schwellungen, Schmerzen, Entzündungen, leichtem Bronchialasthma, Husten) genügt es alleine. Bei größeren Ausmaßen, wenn also die Informationsstärke der bion-pads nicht mehr ausreicht oder nicht innerhalb einer halben Stunde deutlich wirkt, sollten andere Therapien zusätzlich zum Einsatz kommen.

In jedem Fall regulieren und ordnen die bion-pads und alle anderen bion-Produkte fundamental den Zellstoffwechsel. Das lässt sich mit den wissenschaftlich anerkannten Messmethoden von Prof. A. Popp zweifelsfrei beweisen.

Das bion-pad (die Bionenkompresse) erfüllt die oben geforderten Ansprüche:

- Schadinformationen wurden aus dem Quarz entfernt und werden nicht mehr aufgenommen.
- Die kosmischen Informationsmuster des gesamten biologischen Bereichs sind gespeichert.
- Alle gespeicherten Informationen (= Steuerungsenergien) werden den Körperzellen verstärkt übermittelt.

Achtung: Das bion-pad kann zwar mit allen gängigen Medikamenten kombiniert werden, jedoch muss die Medikamentendosis häufig gesenkt und möglicherweise bei Dauermedikation nachreguliert werden (besonders bei Diabetikern). Sprechen Sie unbedingt vorher mit Ihrem Hausarzt darüber.

Das bion-pad sollte bei jeder Erkrankung grundsätzlich Tag und Nacht an der betroffenen Körperstelle getragen werden. Wenn der gesamte Körper betroffen ist, sollte es auch getragen werden, um allen Körperzellen einen Schutz vor Schadwellen zu bieten und die Voraussetzungen für die natürlichen Informationen zu schaffen. Dazu ist eine beliebige Körperstelle zu wählen. Bevorzugt können die Lebergegend oder das Brustbein (Thymusdrüse) mit dem Rippenwinkel (Solar Plexus) gewählt werden. Für beide wird die Größe 05 gebraucht (12 x 24 cm). Bei einer Dauermedikation empfiehlt der Autor das ständige Tragen eines bion-pads irgendwo am Körper, um die medikamentöse Wirkung zu verbessern!

Als angemeldetes Medizinprodukt der Klasse 1 ist das bion-pad unsteril. Deshalb nicht auf offene Wunden legen! Über einer Abdeckung bis 3 cm hat es noch die volle Wirkung, in leichten Fällen noch bis 10 cm. Deshalb wirkt es z.B. bei einem Armbruch noch voll, wenn es auf dem Gips fixiert wird.

Man kann es auch kochen und bis 180 Grad erhitzen, ohne die Informationsmuster auch nur im Geringsten zu verändern. Die Wirkung bleibt voll erhalten.

Damit Sie die eigene Entscheidung treffen, ob in Ihrem Fall das bion-pad wirken könnte, brauchen Sie nur eine dieser Fragen mit ja zu beantworten: **Wunde?, Schmerz?, Entzündung?, Schwellung?** Die Diagnose ist zunächst zweitrangig.

Einschränkungen müssen bei Entzündungen gemacht werden, wenn es sich z.B. um Pilzekzeme handelt. Da der Pilz meistens nicht allein durch Informationsenergie besiegbar ist, sollte eine Kombination gewählt werden. Hier könnte jedoch die später erwähnte biontechnologisch aufbereitete Creme bestens wirken.

Aber z.B. bei Husten oder Bronchialasthma sind bestimmte Anteile in den Atemwegen entzündet. Hier hilft das bion-pad bestens.

Wichtig: Bei den sogenannten chronischen Erkrankungen hat sich irgendwann das betroffene Zellgewebe verändert. Das heißt, die für dieses Areal spezifischen Zellen wurden und werden noch weiterhin zerstört und häufig durch andere Zellen ersetzt, die als „Füllzellen" oder „Stützzellen" dienen. Diese haben nicht mehr die ursprüngliche Funktion, können sich aber selbst entzünden.

Die Diagnose chronischer Erkrankungen endet oft mit „ose", z.B. **Arthrose** (Gelenkserkrankung). Hier sind Knorpelzellen eines Gelenks zerstört und durch Knochenzellen ersetzt worden. (Darunter leiden unzählige Menschen).

Sollte die Diagnose **Arthritis** lauten, bedeutet dieses ebenfalls Gelenkserkrankung, jedoch ist sie auch ohne Bewegung des betreffenden Gelenks entzündet und schmerzhaft.

Wir können vereinfacht festhalten: Liegt eine …**ose** vor, so handelt es sich um eine „schwelende", mehr oder weniger schnell fortschreitende Erkrankung. Bei einer …**itis** liegt ein verstärkter Schub einer Entzündung vor, mit Hitze, Schwellung und Schmerz. Jetzt erfolgt ein schnellerer Umbau der Zellen, wenn der Schub nicht unverzüglich gestoppt wird.

Liegt z.B. eine Gonarthr**ose** vor – das ist eine Kapsel- und Knorpelveränderung des Knies – so wird sie in Ruhe nicht schmerzen. Bewegt die betreffende Person das Knie, wodurch Schmerzen beginnen, deuten diese eine erneute Entzündung an, also eine Gonarthr**itis**. Ab einem bestimmten Entzündungsgrad werden wiederum entzündete Zellen absterben und die Ersatzzellen haben nicht dieselbe Funktion.

Dadurch verändert sich das Knie immer mehr (dick, unförmig, bewegungseingeschränkt). Aber ein Knie mit einer Arthrose sollte trotzdem bewegt werden. Nur wie stark, wie oft, wie lange? Ohne Bewegung schreitet der Prozess genauso schnell voran wie mit zuviel Bewegung.

Genau hier leistet das bion-pad wahre Wunder; denn es kurbelt sofort den Zellstoffwechsel an, wodurch Schwellungen, Entzündungen und Schmerzen abflauen. Das bedeutet eine Erholung der betroffenen Zellen anstatt erneuten Untergang. Somit kann die Bewegung verlängert und häufiger durchgeführt werden.

Sollte eine chronische Gelenkserkrankung auch in Ruhe dauerhaft schmerzen, liegt in Wirklichkeit ebenfalls eine Entzündung vor. Auch hier sollte rund um die Uhr ein bion-pad getragen werden. Dadurch wird die Entzündung gestoppt. Das bedeutet auch einen Stopp der Gelenksveränderungen bei gleichzeitiger Schmerzlinderung bzw. Schmerzfreiheit.

Das Beispiel der Knieveränderungen gilt sinngemäß auch für die meisten chronischen und akuten Erkrankungen, die mit Schmerzen, Schwellungen oder Hitze einhergehen.

Die **Osteoporose** – eine typische Zivilisationserkrankung, durch Fehlernährung und Bewegungsmangel ausgelöst – beginnt schleichend, jahrelang ohne Schmerzen oder sonstige Hinweise. Irgendwann fangen die Knochenhäute und Muskelansätze am Knochen an zu schmerzen; der Knochen, der bei der Osteoporose zu viel Kalzium verliert, hat selbst keine Nerven und kann somit auch nicht schmerzen. Wenn schließlich Wirbelkörper zusammenbrechen, erfolgt ein zusätzlicher Druckschmerz der Nervenwurzeln. Es kommt zu weiteren Bewegungseinschränkungen, wodurch die Osteoporose voranschreitet.

Wir alle – Ärzte wie die Bevölkerung – wurden darauf erzogen, Kalzium, Vitamin D und bestimmte Hormone zu schlucken, um dem entgegen zu wirken. Das Problem ist nur die Frage, was den Knochen zum Einbau von Kalzium bewegen sollte; denn auch bei der Fehlernährung mangelt es nicht an Kalzium und Vitamin D, auch wohl kaum an Hormonen, aber ganz bestimmt an der biologischen Nahrung und der Bewegung!

Menschen, die außerhalb der Zivilisationen leben, kennen keine Osteoporose, genauso wenig wie wild lebende Wirbeltiere, einschließlich unserer nächsten Verwandten, die Schimpansen und Gorillas in freier Wildbahn. Bei allen funktioniert der Instinkt entscheidend besser als unser Verstand. Sie bedienen sich bei Mangelernährung mit Zeolith, siehe später unter „Zeolith". Ob das Zeolith auch ohne ausreichende Bewegung helfen würde, kann nicht beurteilt werden, weil sich alle Wildtiere viel bewegen.

Wir können die bion-pads sehr gut gegen die Schmerzen und Entzündungen einsetzen. Auch dienen sie als Motor für einen besseren Zellstoffwechsel. Aber erst die Therapie mittels Zeolith und Bewegung kann die Osteoporose heilen (soweit nicht Wirbel zusammengebrochen sind).

Es ließe sich über Arthrose und Osteoporose noch sehr viel mehr schreiben, was aber das Thema dieser Schrift weit sprengen würde. Allein die Kenntnis von der fundamentalen Therapie mittels subtiler Energien = Steuerungsenergien = Informationen = Informationsmuster gibt uns den entscheidenden neuen Ansatz. So dienen die Arthrose und Osteoporose nur als zwei Beispiele.

Wunden, Schmerzen, Entzündungen und Schwellungen beziehen sich auf irgendwelche Organe, also auf Materie. Schauen Sie aber ´mal zurück: Es schwingt parallel versetzt zur Materieenergie die Vakuumenergie. Was wäre dem Vakuum zuzuordnen? Können wir dort auch therapieren?

In Vakuumschwingungen (Vakuum = Nichtmaterie) liegt das psychomentale System; zu deutsch, dort liegen Geistigkeit, Empfindungen, Schlaf und andere.

Da das bion-pad die entsprechenden Informationsmuster für die Materie vermittelt, tut es dasselbe zwangsläufig für die Nichtmaterie, also für das Vakuum. Am besten hilft das bion-pad bei Schlafstörungen, die durch starke seelische und körperliche Belastungen oder Ärger ausgelöst werden. Da aber all diese Störungen vom Gehirn ausgehen, haben sie doch letztendlich einen Materieursprung, bei dem es sich nicht um Wunden, Schmerzen, Entzündungen und Schwellungen handelt. Es können noch leichte Depressionen (= Niedergeschlagenheit) erfolgreich mit bion-pads behandelt werden (das größte nachts unter den Kopfkissenbezug legen). Aber schwere Depressionen wie auch Geisteskrankheiten, Sucht und andere sind aus Gründen, die hier zu weit führen würden, nicht erfolgreich zu therapieren. Dennoch gilt – wie bei jedweder Störung von Steuerungsenergien – die bestmögliche Basis für jede Therapie zu schaffen. Daher empfiehlt der Autor grundsätzlich das Tragen eines bion-pads rund um die Uhr irgendwo am Körper. Bei Geisteskrankheiten und Sucht genügt ein kleines bion-pad.

An die vielen Tierhalter: Sie haben nun die Grundsätzlichkeit eines jeden Zellstoffwechsels verstanden. Was für eine Menschenzelle gilt, gilt genauso für eine Tierzelle. Somit kann jedes Tier genauso wie jeder Mensch behandelt werden. Die kosmischen Informationsmuster kennen keinen Unterschied.

Verpackung für
bion-pad®

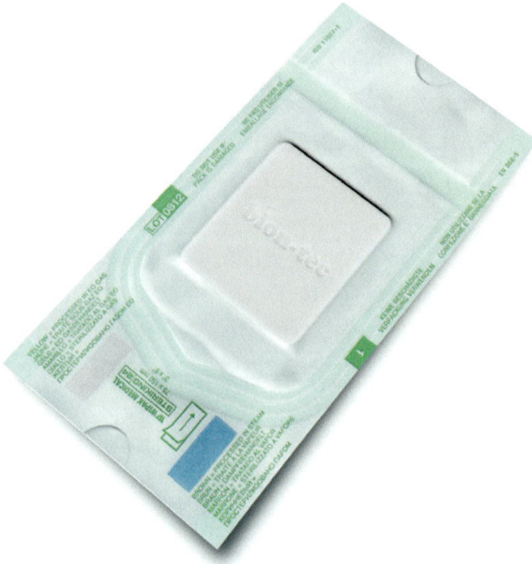

bion-pad®
*Größe 1 (4 x 2,5 cm)*

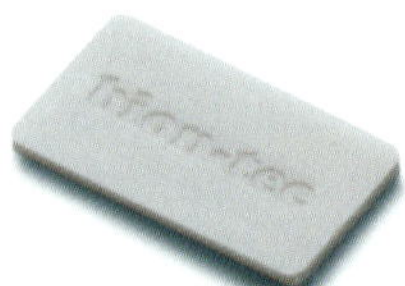

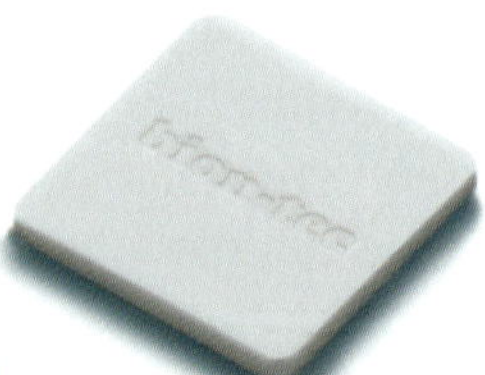

bion-pad®
*Größe 2  (4 x 4 cm)*

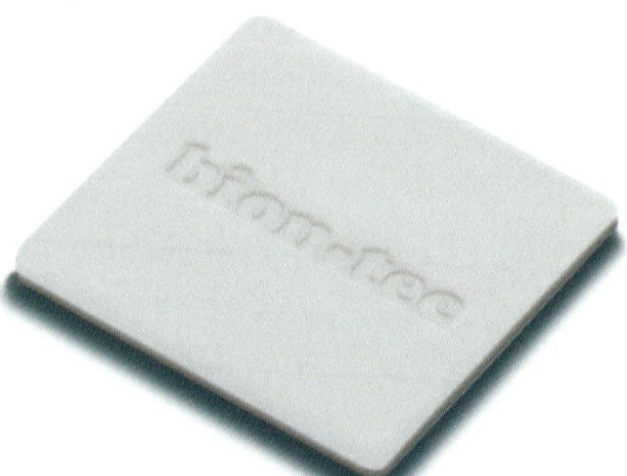

bion-pad®
*Größe 3 (8 x 8 cm)*

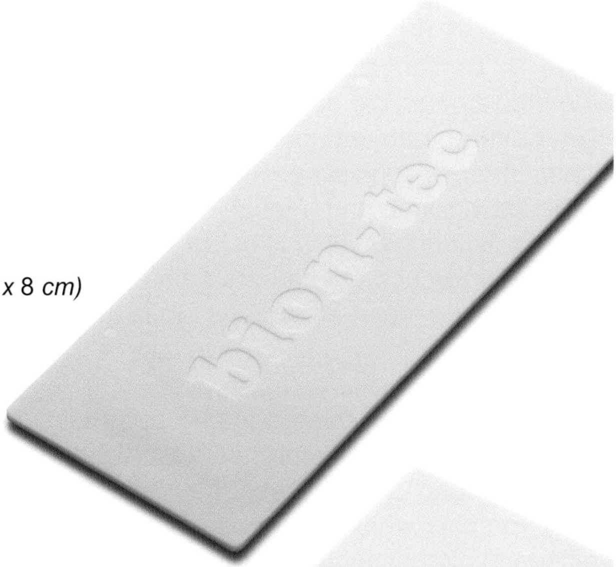


bion-pad®
*Größe 4 (20 x 8 cm)*

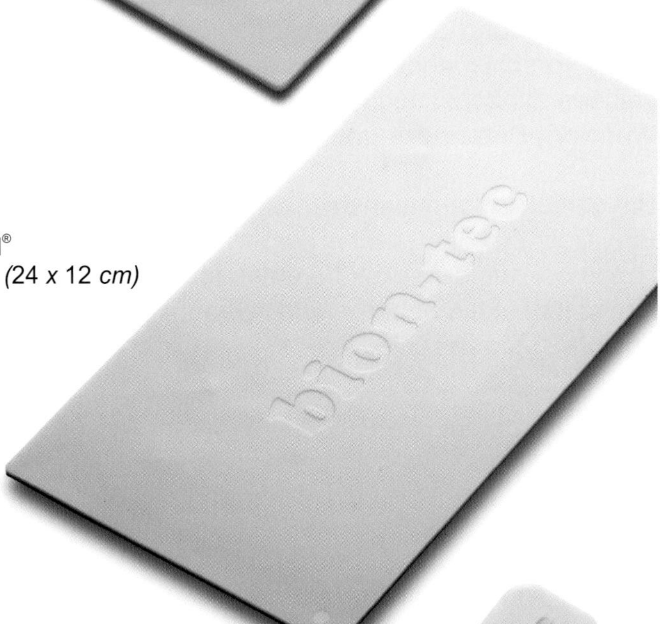


bion-pad®
*Größe 5 (24 x 12 cm)*

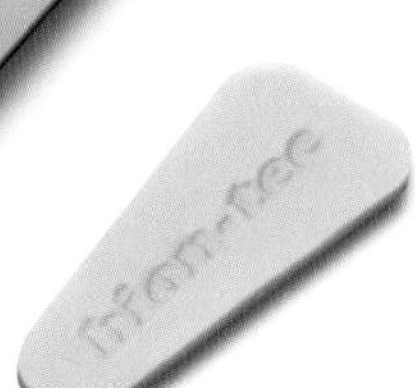


bion-pad®
*Zahn*

## V. Weiterentwicklungen

Diese Abhandlung stellt einen kurz gefassten Überblick über eine Medizin dar, die es eigentlich schon seit Jahrtausenden in allen Kulturen gab und gibt. Wir haben jedoch einen gewaltigen Schritt in messtechnischer Richtung und damit gezielter Weiterentwicklung und Verifizierung getan, stehen aber – trotz eines Quantensprungs in Hinsicht von Produktentwicklungen mit exzellenter und gut vorhersagbarer Wirkung und fehlender Nebenwirkung – erst am Anfang eines für die Menschheit entscheidenden neuen Medizinzeitalters.

Eine wertvolle Forschungsrichtung zeichnet sich durch Fortschrittshäufungen und -sprünge aus. Allein der medizinische Aufforderungscharakter dieser neu entdeckten Materie lässt einen Forscher wohl bis ans Lebensende nicht ruhen. So entstanden zunächst noch **stärker wirkende Produkte gegen Wunden, Entzündungen, Schwellungen und Schmerzen**.

Die geniale Informationstechnik veredelt diese Produkte beträchtlich. Die Bionen-Energie wird nicht nur durch Kombinationen bekannter Wirkstoffe unterstützt, sondern hebt diese ihrerseits auf ein höheres Wirkniveau. Heilungen werden entsprechend beschleunigt.

## V.1 Der Akupunkturstift

Seit Jahrtausenden wird eine andere subtilenergetische Therapiemethode angewandt, die im letzten Jahrhundert auch in Europa und den USA (den Hochburgen westlicher Schulmedizin) ein Aufflammen erlebt. Ihre Ursprünge liegen im ostasiatischen Raum. Es handelt sich um die **Akupunktur**. Die klassische Methode bedient sich feiner Nadeln.

Nach fernöstlicher Vorstellung liegt einer Krankheit ein Ungleichgewicht zwischen Yin – der weiblichen Urkraft – und Yang – der männlichen Urkraft – zugrunde. Den gesamten Körper durchziehen „Stränge" von konzentriertem Energiefluss, die an bestimmten Punkten gut beeinflussbar sind, den sogenannten Akupunkturpunkten.

Leider scheuen sowohl Kinder als auch ängstliche Erwachsene die Nadeln. Außerdem wird bei der klassischen Akupunktur mit der köpereigenen Energie gearbeitet. Häufig bedarf es vieler Sitzungen, um Yin-Yang auszugleichen und allzu häufig gelingt es gar nicht.

Das war für den Autor eine geradezu provozierende Herausforderung. Erstens mussten die Nadeln verschwinden und zweitens haben wir es – wie nun ausführlich in dieser Schrift dargestellt – nicht mehr nötig, auf einen Energieausgleich zu warten. Der muss sofort erfolgen, um die erkrankten (unharmonisch schwingenden) Zellen mit subtilenergetischen Informationsmustern in harmonische Schwingungen zu versetzen, und zwar verstärkt, wie wir nun wissen. Die Akupunkturpunkte bieten dafür einen idealen Zugang. Bei der bion-Technologie wird mit **stehenden Wellen** gearbeitet, die im Vakuum und in der Materie gleichzeitig vorhanden sind. Also wird ein Akupunkturpunkt genauso gut außerhalb des Körpers (oberhalb der Haut) erreicht.

Diese Bedingungen konnten schließlich vom Autor erfüllt werden. Es resultierte die geniale Erfindung des **bion-tec Akupunkturstift**. Sein Durchmesser beträgt ca. 3 cm, die Länge ca. 13 cm. Vorne befindet sich ein gerundeter Metallstift, der die Informationen übermittelt. Er bietet gegenüber der klassischen Akupunktur bemerkenswerte Vorteile:

- Es wird nicht mehr gestochen; daher ist er bestens für Kinder und ängstliche Personen geeignet.
- Der Akupunkturpunkt muss nicht mehr getroffen werden; 3 cm neben der Projektionsstelle des Akupunkturpunktes sind noch ausreichend, um eine volle Wirkung zu erzielen.
- Es braucht nicht mehr der Yin-Yang-Ausgleich beachtet zu werden; denn er ist nach 3 Sekunden bereits erreicht.
- Jeder kann sich jetzt selbst (nach Anleitung seines Arztes) zuhause therapieren.
- Alle genannten Vorteile bewirken einen bestmöglichen Therapieerfolg.

Selbstverständlich vermittelt er – wie auch die bion-pads – das gesamte biologische Informationsmuster. Alle technischen Maße sind nach der neuen Physik (Global Scaling Theorie) berechnet worden, um die höchstmögliche Kraft zu erreichen.

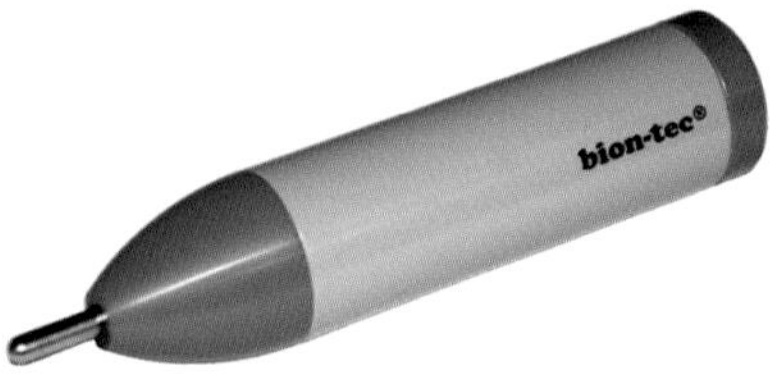


bion-tec®
*Akupunkturstift*

## V.2 Die Creme

Die neuesten Produkte sind eine **Creme** und bion-tec informiertes **Zeolith** (ohne Abbildungen).

Die **Creme** besteht aus Ölen pflanzlicher Herkunft, die bion-tec informiertes Quarzmehl, Aloe Extrakte und kolloidales Silber beinhalten. Sie ist für kleine Bereiche gedacht, wo die bion-pads etwas umständlich anzubringen sind.

Sie hat noch einen Vorteil gegenüber den bion-pads, Ihre Wirkung setzt nämlich etwas früher ein, bedingt durch nun drei Wirkstoffe.

Man kann damit sehr gut Insektenstiche, geschlossene Entzündungen aller Art, oberflächennahe Sportverletzungen und Schwellungen behandeln. Sie sollte in keiner Reise- und Sporttasche fehlen.

## V.3 Das Zeolith

**Zeolith** ist ein wenig in Vergessenheit geraten und wird hierzulande neu entdeckt. Alle Völker kennen es seit Urzeiten, ebenfalls alle Wildtiere benutzen es nach Bedarf. Zeolith entstand aus Jahrmillionen altem Tuffgestein (Vulkangestein). Es ist ein Gemisch aus vielen Mineralien, wovon Quarz mit über 80 Prozent Anteilen (bei einem hochwertigen Zeolith) überwiegt. Quarz ist der Oberregulator aller Elektrolyte. Ohne Quarz wäre kein höheres Leben möglich.

Quarz kann nicht nur aus zwei verschiedenen Elementen ein Neues erschaffen, sondern sich selbst mit einem anderen Element zu einem Neuen vereinen. Ein bekanntes

Beispiel ist das Experiment mit Hühnern. Man mischt kontrolliert dem Futter die halbe Kalziummenge zu, die es für die Eierschalen benötigt. Die Eier kommen ohne Schale hervor. Dann erfolgt derselbe Versuch mit genügend **Quarz**körnern und schon wird der normale **Kalk**gehalt der Eier produziert!

Zeolith kann noch viel mehr. Das ergibt noch ein gesondertes zweites Thema – wie auch die Ernährung – und soll hier nicht mehr behandelt werden.

bion-tec bringt nun eine Weltneuheit: Mit seiner Informationsmethode werden die möglichen Schadinformationen im Zeolith gelöscht und dem Quarzanteil die biologischen Informationsmuster – wie auch dem Quarz in den bion-pads – eingegeben. Da das Zeolith nach der Einnahme den Darm auskleidet, wirkt nun sein Quarzanteil von innen. Das erhöht seinen biologischen Wert. Medizinisch soll nur noch die oben beschriebene Osteoporose (= Kalkminderung der Knochen), diese überwiegend zivilisationsbedingte Stoffwechselstörung bzw. -erkrankung, angesprochen werden. Die Hauptkomponente ist die Kombination von Fehlernährung und Bewegungsmangel.

Ein Knochen baut sich immer dann auf, wenn er außer genügend an Elektrolyten auch Druck und Zug (Muskulatur) erhält und baut sich immer ab, wenn beides mangelhaft erfolgt. Wenn das die Voraussetzungen sind, muss man sich doch fragen, warum als Therapie Kalzium (und gewisse Hormone) gegeben werden, wenn der Knochen keinen biologischen Grund hat, das Kalzium einzubauen.

Mit einem Zeolith hat man nun schon andere Voraussetzungen, um die Fehlernährung ein wenig zu kompensieren. Die intensive Bewegung tut dann ihr Übriges, besonders wenn das Zeolith das vollständige Informationsmuster enthält. Es kann die Bewegungsschmerzen mindern, wodurch die Bewegungen leichter und damit intensiver durchgeführt werden können.

Hierin forschte der Autor in früheren Jahren und brachte den Bestseller „Komplette Langlaufmethode“ in den Handel (die 4. und letzte Auflage erfolgte 1990 und ist seit Mitte der 90-er Jahre nicht mehr erhältlich).

## V.4 Die Aufwertung von Lebensmitteln und Getränken

Was kann noch vorbeugend getan werden, um Krankheiten möglichst nicht entstehen zu lassen?

Oben wurden schon Giftstoffe erwähnt. Es gibt Gift, das sofort tötet. Es gibt aber auch Gifte, die durch dauerhafte Einnahme das Leben verkürzen, wie z.B. Tabakgifte, Alkohol und andere Sucht erzeugende Drogen. Was aber kaum bedacht und verharmlost wird, weil (fast) alle es tun, ist die Fehlernährung.

Selbst diejenigen, die peinlich genau auf gesunde, biologische Ernährung achten, haben bis zur Niederlegung dieser Schrift (Januar 2010) immer noch das Problem fehlinformierter Nahrungsmittel. Auch wenn diese peinlich genau nach biologischen Erkenntnissen angebaut und erzeugt wurden, sind sie dennoch mit den Schadinformationen der Funk- und Radarsender belastet. Diese Schadinformationen sind im flüssigen Anteil der Pflanzen gespeichert!

Warum sind diese Schadinformationen gespeichert? Das

wissen Sie inzwischen, weil Sie oben von der Fähigkeit des Wassers gelesen haben, das alle Informationen speichert. Und Lebewesen und damit Pflanzen bestehen zum überwiegenden Anteil aus Wasser.

Es gesellen sich zu ihnen noch Informationen der Chemikalien aus der Luft und im Grundwasser, die ein unkalkulierbares Problem für die Nahrungsmittel und damit für uns Konsumenten darstellen. Hinzu kommen noch unkalkulierbare Schadinformationen aus dem Erdreich. Wir müssen diese löschen.

Was tun? Die neue Herausforderung führte zu der Notwendigkeit, die Informationstechnik auf diese Schadenergie abzustimmen. Die ausführlich beschriebenen bion-pads dienten zunächst mit ihren Informationsmustern als Basis. Da diese pads aber informationstechnisch „gesättigt“ sind, mussten bestimmte Anteile zugunsten der neu einzubringenden Informationsmuster weichen. (Das führte unbeabsichtigt zu einem technisch verbesserten Informations-Know-how).

Durch den teilweisen Informationsaustausch in den bion-pads geht etwas von der Wirkung auf Wunden, Schmerzen usw. verloren. Dafür werden die Schadinformationen gelöscht.

So können wir beim **Trinkwasser** und bei **Nahrungsmitteln**, die wir auf solch ein bion-pad stellen, innerhalb von Sekunden bedeutsame Veränderungen feststellen:

- Freie Radikale werden erheblich reduziert
- (Negative) elektrische Ausrichtungen werden neutralisiert
- die wichtige magnetische Ausrichtung wird voll erreicht

• links gedrehte Milchsäuren (überwiegend unbekömmlich) werden rechtsgedreht.

Zwei praktische Größen stehen zur Verfügung: Rund, Durchmesser ca. 9 cm für Gläser, Tassen, also für Getränke, **bion-pad drink** und ca. 21 cm für Schüsseln, Teller, Pfannen, Töpfe usw., **bion-pad eat**. Auch diese Spezialinformationen lassen sich nicht aus den bion-pads drink und eat löschen.

bion-pad®
*eat (d= 21 cm)*

bion-pad®
*drink (d= 9 cm)*

## V.5 Die Antwort auf Elektrosmog

Unter dem Thema von bion-pads drink und eat wurde schon auf Schadinformationen von Sendern hingewiesen. Auch Mobiltelefone, PC, Bildschirme, Hochspannungsleitungen, Wechselregler der Solaranlagen (und vieles mehr) sind beispielhaft für Schadinformationen. Wir wollen alle gerne telefonieren, jedoch bitte ohne Schadstrahlung (= Schadinformation)!

Es gibt zurzeit wohl 20.000 Bürgerinitiativen gegen „Elektrosmog" in Deutschland. Sie bekämpfen Senderanlagen in der Nähe von und in Wohngebieten. Viele Menschen können schlagartig nicht mehr gesund schlafen, andere haben nie gekannte Kopfschmerzen. Sendernah nehmen Herzinfarkt und Krebs deutlich zu. Der Arzt stellt Blutbildveränderungen, Hormonveränderungen und anderes mehr fest. Es gibt – genauso bei Tieren – Erbgutveränderung, immer mehr und in jüngeren Jahren auftretende Hirnschwächen (Demenz, Alzheimer´sche Erkrankung), Infektionen und unklare, schwer einzuordnende Erscheinungsbilder der Befindlichkeitsstörungen. Hunderte Studien sprechen Bände.

Doch gelten bis gegenwärtig vom Gesetzgeber festgelegte Grenzwerte. Das bedeutet eine hohe Strahlung, starke elektromagnetische Wellen, die eine Person ohne erkennbare Schäden erdulden muss.

Nun kann man jedoch den Bestrahlungswert tausendmal niedriger festlegen, wie z.B. in Russland, oder sogar 1.000.000-mal, wie z.B. in Australien. Das bringt möglicherweise auch weniger Erkrankungen, aber eben nur weniger.

Was haben sich die Verantwortlichen nur dabei gedacht? Es werden alle Menschen bestrahlt, ohne eine einzige Voruntersuchung. Und dann werden je nach technischer Möglichkeit „Grenzwerte“ festgesetzt.

Welche Messungen führten zu diesen Grenzwerten? Das ist so: Elektromagnetische Wellen erzeugen Wärme, wenn sie auf Körperzellen treffen. Man muss nur noch untersuchen, bei welcher Stärke eine Erwärmung nicht mehr stattfindet. Zur Sicherheit geht man noch etwas herunter und grunzt vor Zufriedenheit.

Die Wärmeimpulse sind – wie wir von unserer Informationsenergie wissen – subtil, das heißt sehr schwach. Die Wärme läuft auch nicht gleichförmig ab, sondern ständig sich ändernd – so etwa wie ein Sägeblatt, nur nicht so gleichförmig. Das wäre für die Zellen wohl tatsächlich nicht schlimm.

Aber es treten zwischendurch in ständig wiederkehrenden Abständen Spitzenwerte auf, deren Temperaturerhöhungen mit unseren Messgeräten nicht dargestellt werden können. Die Durchschnittstemperatur bleibt somit im Normbereich.

Und hierin liegt ein plumper logischer Fehler. Ein bekanntes Beispiel soll veranschaulichen, was gemeint ist: Ich halte eine Hand in ein 20°C kühles Wasserbecken, und zwar 10 Sekunden lang. Dann tauche ich sie in ein Becken mit 100°C, und zwar 2 Sekunden. Dies führe ich z.B. eine Minute lang durch (= 5 x 12 Sekunden). Die **Durchschnitts**temperatur sind angenehme 33°C. Dies würden die Messinstrumente registrieren. Da wird wohl auch ein kleines Kind nicht mehr von Unschädlichkeit sprechen.

Auch wenn der Vergleich ein wenig hinkt, so lässt er

trotzdem die Unsinnigkeit der Festlegung der Grenzwerte durch Temperaturmessungen erkennen.

Und doch reagieren die Menschen wie oben dargestellt. Das heißt, die physikalischen Messungen und die biologischen haben keine erklärbaren Beziehungen zueinander. Können sie auch gar nicht; denn es werden ja die **Auswirkungen der elektromagnetischen Wellen** untersucht und nicht, wie Sie hier wiederholt lesen, die **Auswirkungen künstlicher Skalarwellen**. Diese bilden für jedwedes Leben Informationsmuster, wie sie im Kosmos nicht vorkommen. Schon längst haben Sie es gemerkt: Es geht bei der Gesundheit immer nur um die kosmischen Informationswellen = kosmischen Informationsmuster = kosmische subtile Energie = kosmische Steuerungsenergie. Hingegen dreht es sich bei Krankheiten vorwiegend um künstliche Informationswellen = künstliche Informationsmuster = künstliche subtile Energie = künstliche Fehlsteuerungsenergie. Allerdings gibt es auch Schadinformationen aus dem Kosmos und dem Erdreich. Diese können aber nur dort zur Wirkung kommen, wo Kreuzungspunkte entstehen, deren Schadwirkung stärker ist als die positive kosmische Strahlung. Dann benötigen wir für die Löschung die nachstehend beschriebenen bion-pads.

Und die künstliche Fehlsteuerung wird eben nicht durch die elektromagnetischen Wellen selbst verursacht – Grenzwerte hin, Grenzwerte her -, sondern durch deren grundsätzlich erzeugten Skalarwellen = Fehlsteuerungswellen. Das ist nicht nur so bei den Funksendern und Mobiltelefonen, sondern auch bei allen mit elektrischem Strom betriebenen Geräten und Einrichtungen: Stromgeräte, Starkstromtrassen, elektrisches Bahnnetz, Wandler von Solaranlagen u.v.m.

Endlich können Millionen Menschen, bald alle Menschen (und letztendlich jedwedes Leben) aufatmen, weil aus dem jetzt Folgenden Konsequenzen gezogen werden müssen. Bisher wurden die immer mit den elektromagnetischen Wellen gemeinsam auftretenden Skalarwellen (= Teslawellen; Tesla war vor 100 Jahren der erste Beschreiber solcher Schadwellen, die aber in anderem Gebrauch wertvoll waren), geleugnet. Wissenschaftler, die das Bestehen solcher Energien beschrieben, wurden als Scharlatane gebrandmarkt.

Der eingangs erwähnte Prof. Dr. Ing. Konstantin Meyl forschte bisher (2010) schon 30 Jahre und hat revolutionierende Techniken entwickelt. Erst am 16.10.2009 haben ihn 16 Wissenschaftler in der renommierten Zeitschrift „Science“ bestätigt.

Das muss den Durchbruch in der Beurteilung von Grenzwerten nach sich ziehen. Die wahren krankmachenden Fehlsteuerungsenergien müssen gelöscht werden!

Die Forschungsarbeiten des Autors drehen sich seit über 15 Jahren um die Problematik der Fehlsteuerungsenergien, also um die Fehlinformation. Nochmals: Die künstlich erzeugten Skalarwellen ähneln den kosmischen Skalarwellen, bilden aber keine „Resonanz“ (= „Gleichklang“) mit den Körperzellen.

Wie schon bei den bion-pads eat & drink beschrieben, unternahm der Autor große Anstrengungen, bestimmte Informationsmuster der bion-pads gegen spezifische Informationen zur Schadwellenlöschung auszutauschen. Es kam zur Entwicklung des **bion-pad e-smog**. Ausgangsbasis sind die oben beschriebenen therapeutisch gebrauchten bion-pads, deren Patenterteilung 2009 durch das Europäische Patentamt erfolgte. (Selbstverständlich wird das in der Welt wohl einzigartige Informationsverfahren nicht preisgegeben.)

Durch eine abzweigende Spezialinformation wirken sie absolut verlässlich gegen die Schadwellen (Skalarwellen) der Sender, Mobiltelefone, Erdstrahlen (sind ebenfalls Skalarwellen mit einem überwiegenden Anteil an Schadwellen), Hochspannungseinrichtungen, Solaranlagen, Mikrowellenherde u.v.a.

Als Beispiel soll die Aussage eines erfahrenen Kinderarztes mit Naturheilverfahren erwähnt sein: „Alle Säuglinge husten heutzutage, alle Säuglinge schlafen nicht ruhig." Durch ein bion-pad e-smog wird beides schon in der ersten Nacht behoben.

bion-pad®
*e-smog*

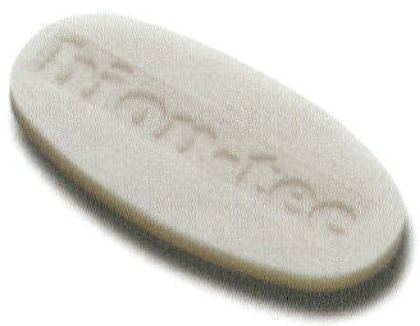

Man braucht nur ein kleines bion-pad e-smog irgendwo am Körper zu tragen (Hemd- oder Blusentasche, Socken, im Stoffarmband, bei Babys im Klettverschluss der Windel oder im Strampler, nachts unter dem Bettlaken, z.B. am sichersten im Brustbereich). Es sollte nicht weiter als 2-3 cm vom Körper entfernt sein. Irgendein Material zwischen bion-pad und Körper ist ohne Bedeutung, da kosmische Skalarwellen als stehende Wellen keine Barriere haben, außer sie werden durch ein gleich starkes Skalarwellen ausstoßendes Material neutralisiert. Solches ist bisher nicht bekannt. In jedem Fall sind die bion-pad e-smog weit stärker als alle bekannten „Strahler". **Dieses bion-pad e-smog sollte jeder Erdenbürger Tag und Nacht tragen!** Und dasselbe sollte auch für Haustiere gelten, die einem lieb sind.

## V.6 Weitere Beispiele für Schadinformationen

### Mikrowellen

Noch ein Wort zum Mikrowellenherd, den viele Menschen freiwillig benutzen. Die Hersteller kennen die hier im Buch beschriebenen Skalarwellen, die immer im Mikrowellenbereich auftreten, nicht als schädliche Informationsmuster. Aber Sie wissen es inzwischen.

Es kommt jedoch noch viel dicker: Die durch die Mikrowellen des Mikrowellenherdes erzeugten Schadinformationen halten sich noch Stunden nach der Erhitzung außerordentlich stark in der Nahrung, in der Zeit also, in der die Nahrung aufgenommen wird. Die nach Stunden verbleibende schädliche Steuerungsenergie hält die Nahrung weiterhin in der elektrischen – also unbekömmlichen – Ausrichtung u.a.m.

Wer dennoch seinen Mikrowellenherd nicht sofort entsorgt, hat die Möglichkeit, weitgehend Abhilfe zu schaffen, in dem ein bion-pad e-smog irgendwo am Mikrowellenherd fixiert wird und als zweite Maßnahme die Nahrung vor dem Verzehr für wenigstens 1 Minute auf bion-pad eat oder drink gestellt wird.

## Schadstrahlen und Energiesparlampen

Ab 2012 dürfen auch die schwächsten Glühlampen nicht mehr in den Handel gebracht werden. Dies beschlossen wieder einmal Regierungen in fester Umarmung mit ihren verbrüderten Partnern, den Großindustriellen, selbstverständlich nach „sorgfältiger“ Absicherung durch hilfreiche Wissenschaftler. Die neuen sogenannten Energiesparlampen treten per Gesetz an ihre Stelle. Zu jedem wissenschaftlichen Gutachten lässt sich ein „Gegengutachten“ erstellen. Schließlich entscheiden die Machthaber.

1. Quecksilber

   In den Energiesparlampen ist Quecksilber enthalten, in winzigen Mengen. Nun, Sie können schon sagen, was da passieren **muss**. Es sind die kleinen Mengen Quecksilber, die ständig Schadstrahlen aussenden, und zwar genau in dem biologischen Steuerungsbereich, von dem in dieser Schrift die Rede ist.

   Von wegen „Spar“-lampen. Die Produktion ist erheblich energieaufwändiger; die angebliche Lebensdauer ist nicht gegeben, wenn diese Lampen so häufig an- und ausgeschaltet werden wie die herkömmlichen Glühbirnen; die Entsorgung wird wegen des Quecksilberanteils noch ungeahnt teuer, ist also mit erheblichem Energieaufwand verbunden. Da schließlich der Lichtbedarf nur einen Bruchteil des Gesamtenergiebedarfs ausmacht, wird die Energieeinsparung dieser Technologie zur Farce – vorausgesetzt, es bleibt überhaupt noch eine Ersparnis übrig.

2. Sonnenlicht

Unsere Augen haben sich auf die Wellen des Sonnenlichts ausgerichtet. Das Sonnenlicht setzt sich aus mehreren Farben zusammen, die wir im Regenbogen sehen (Spektralfarben). Die herkömmliche Glühbirne hat diese zwar nicht produzieren können, kam aber sehr nahe heran.

Die Sparlampen jedoch haben ein völlig anderes Farbmuster. Es überwiegt ein Blau, das subtilenergetische Schadstrahlen abgibt. Es entstehen also Fehlsteuerungsenergien; und es ist eine Frage der Zeit, wann der eine oder andere mit Schlafstörungen und Kopfschmerzen reagiert. Diese Schadstrahlen vereinen sich mit denen des Quecksilbers. Da wir schon genügend Fehlinformationen – wie ausführlich in dieser Schrift beschrieben – erdulden, hätten die Verantwortlichen diese nicht auch noch zulassen dürfen. Aber unabhängige Wissenschaftler werden nicht gehört.

In wenigen Jahren wird höchstwahrscheinlich mehr Energie verbraucht, weil mehr Menschen krank werden, und aus Sparen wird Verschleudern. Da viele Faktoren zu Krankheiten führen, wird mit Sicherheit von den Verantwortlichen argumentiert, wie gewohnt: Es ist ja noch nichts bewiesen. Da können noch so viele wissenschaftliche Beweise von besorgten Wissenschaftlern und anderen Personen vorliegen, die sich intensiv mit einer Sache auseinandersetzen, in diesem Falle z.B. die „Bürgerwelle Schweiz“, www.buergerwelle-schweiz.org oder www.lichtbiologie.de oder www.international-light-association.org oder www.mediziner-warnen-vor-mobilfunk.de, um nur ein paar zu nennen.

Wir leben in einem wunderbaren wie gleichzeitig furchtbaren Zeitalter, in dem merkantile Aktivisten weltweit mit der Politik eine stabile Herrschaft übernommen haben. Wenn das alles „Fortschritt" wäre, warum nimmt dann die Krankheitsquote in der Weltbevölkerung zu anstatt ab?

Abschließend noch ein Beispiel zum Quecksilber, das bekanntlich in den Amalgamzahnfüllungen Verwendung findet. Oberflächlich betrachtet handelt es sich um winzige Mengen. Diese werden zum Teil gelöst, gelangen dann in die Blutbahn und werden teils ausgeschieden, teils im Knochengewebe abgelagert. Ein Teil verbleibt noch Jahre lang in der Füllung, der Rest wandert in den Kieferknochen.

Was werden Sie jetzt sagen? Na klar, ich weiß es: Es kommt nicht auf die Menge des Quecksilbers an, sondern auf seine Schadinformationen. Mit diesen wird der Körper rund um die Uhr gestört, jahrelang. Ist solch eine „Zahnbehandlung" auf Dauer gesehen wirklich eine Behandlung oder doch eher eine vorsätzliche Körperschädigung?

Durch diese Schrift haben Sie Entscheidendes dazugelernt. **Nehmen Sie die Verantwortung für Ihr Leben und Ihre Gesundheit fundamental selbst in die Hand. Unterstützen Sie Ihre Mitmenschen, die andere Wege gehen als die der (Eigen-) Zerstörung um jeden geglaubten Vorteil.**

## Anhang

### A. Ein Nachsatz - für medizinisch Fortgebildete

Eine kurze zusammenfassende Betrachtung mehrjähriger Feldforschung mit dem bion-pad.

### Zum Verständnis einer neuen Energiemedizin

Bekannt ist Folgendes:

1. Der Zellstoffwechsel muss **geordnet** (biochemisch: kaskadenförmig) ablaufen, wobei eine große energieliefernde Masse (Nahrung) von einer winzigen, energetisch sparsamen Masse (Hormone) **gesteuert** wird.
2. Diese winzige energetische Masse (Hormone) wird ihrerseits durch eine ultraschwache, heute messbare Energie gesteuert. Diese Energie besteht aus räumlich geordneten Mustern unendlicher Varianz = **Informationen** (Martin Günter, Erich Körbler, Hegall Vollert).
3. Jede Zelle stellt einen Dipol dar; sie ist jeweils Sender und Empfänger zugleich. Die Kommunikation der Zellen untereinander, zum Beispiel vom Kopf bis zum Fuß, ist zeitabhängig. Ganz anders verhält es sich bei der **ultraschwachen = subtilen Energie**. Hier handelt es sich um **stehende Wellen,** die selbst im gesamten Kosmos keinerlei Zeitverzögerung unterliegen.
4. Die Neue Physik = **Global Scaling Theorie** (Hartmut Müller) definiert die stehenden kosmischen Wellen als „Eigenfrequenzen stehender Vakuumkompressionswellen" mit einem „logarithmisch-hyperbolen skaleninvarianten Spektrum" schier unendlicher Fraktale (seit 1986 experimentell verifiziert und bis 1996 geheim gehalten).

5. Bestimmte **Fraktale** der **kosmischen Energie** = **Vakuumkompressionsenergie** oder **Protonenresonanz** und die erdmagnetische Energie sind seit Jahrzehnten u.a. als Bionenenergie bekannt. Die Bionenenergie kann also als spezifisches Spektrum der kosmischen Energie und deren gewandelten Energieformen (z.B. Erdmagnetismus) definiert werden. Die „Ideen" oder „Spielereien" der Energien lassen zunächst aus vier Hauptatomen, nämlich Sauerstoff, Wasserstoff, Stickstoff und Kohlenstoff, neben weiteren „Hilfsatomen" eine Zelle entstehen, die selbstständig leben kann. Sie kann aber nur leben = funktionieren, solange sie an die spezifischen stehenden Wellenfraktale der kosmischen Energie gekoppelt bleibt. Schon kleine Abweichungen bedeuten – z.B. auf das Vielzellerkonstrukt Mensch oder Tier bezogen – Befindlichkeitsstörungen, Krankheiten bis hin zum Tod.

## Neue Definitionen für Leben, Krankheit und Befindlichkeitsstörung

Aus dem oben Erwähnten lässt sich Krankheit entscheidend anders behandeln – entscheidend deshalb, weil der therapeutische Ansatz von chemisch-energetischen Manipulationen in die steuernde, zellinformative, resonierende Energiemedizin wechselt. Aus diesem Forschungsbereich lassen sich sowohl „Leben" als auch „Krankheit" richtungsweisend neu definieren:

1. Jedwedes **Leben** ist der resonatorische Ausdruck biophysikalischer Informationsmuster aus logarithmisch skaleninvarianten Fraktalen der Vakuumkompressionsenergie (Hegall Vollert).
2. Jedwede **Krankheit** oder Befindlichkeitsstörung ist die dissonatorische Antwort auf Informationen von bestimmten

biophysikalischen, logarithmisch skaleninvarianten Fraktalen der Vakuumkompressionsenergie (Hegall Vollert).

## Intermediär – zum weiteren Verständnis

Das gesamte Weltall besteht aus einer Raumzeit. Die unendlich verschiedenen stehenden Wellen haben ihre Eigenschwingungen und harmonieren untereinander als Einheit. Zum Verständnis soll symbolisch von **einer** Raumwelle gesprochen werden. Hierauf gibt es weder Vergangenheit noch Zukunft (ebenso wenig wie im Kreis). Es gibt somit auch weder Anfang noch Ende.

Wenn man nun Markierungen irgendwo auf der Welle anbringt und sich die Welle im Kosmos gleichzeitig milliardenfach darstellt, so finden sich diese Markierungen am entsprechenden Ort jeder Welle abgebildet. Wenn eine beliebige Markierung die Erde darstellt, sind alle in ihr eingeschlossenen Markierungen gleich oder ähnlich. Das heißt nichts anderes, als dass sich Milliarden von Menschheiten, Tiergattungen, Pflanzen usw. so oder ähnlich wiederholen.

Schauen wir noch einmal auf das Bild von Seite 21. Die oberen Felder sollen die Materiewelle wiedergeben. Gehen wir z.B. von 81 (etwa Körperlänge des Menschen) Richtung 82, verändert sich der Ort. Damit verändern sich die Abmessungen aller Systeme im Menschen und auch der Mensch selbst.
Bei 82, dort wo das Vakuum erreicht wird, sind die örtlichen Abmessungen der Zellorganellen, Zellen, Zellsysteme und Organe weit auseinandergedriftet. Schließlich haben sich zu viele bis zur Unvereinbarkeit mit dem „Leben“ entfernt und gehen mit anderen örtlichen Wellensystemen in Harmonie.

Eine so weit reichende Ortsverschiebung bezeichnet

der Mensch als Tod (tot). Da es sich aber nur um Ortsverschiebungen handelt, entstehen wieder harmonische Systeme. Es „stirbt“ und entsteht jedwede Materie – vom Ursprung bis zu den Galaxien.

## Aus der Praxis

Das **bion-pad** wurde nach den neuesten Erkenntnissen über Zellfunktionen und der hohen Bedeutung ihrer kosmoenergetischen Kopplung und ihrer Kommunikation untereinander entwickelt und informiert (Hegall Vollert).
Im Frühjahr 2002 wurde an 350 Kunden (wahllos aus der Kundenkartei) der Firma bion-tec ein Fragebogen über die Wirksamkeit der bion-pads versendet. Aus dem Rücklauf von 204 Personen (58 Prozent) ergaben sich 398 Diagnosen und Symptombeschreibungen. Von den Kategorien: Heilung (soweit möglich oder auch deutlich schneller), **erhebliche Besserung, Besserung, ohne Wirkung** fielen auf die ersten drei (= positiv) 95,5 Prozent.

Positive Behandlungserfolge wurden erzielt bei: **Schmerzen allgemein, Entzündungen, Schwellungen** (Wunden, Prellungen, Hämatome, Verbrennungen), **Zustand nach OP** (chronisch, akut), **HWS-Syndrom, Migraine cervicale, Schulter-Arm-Syndrom, Tennisellenbogen, BWS-Syndrom, Lumbago, Ischialgie, Gleitwirbel, Diskushernie** (Zustand nach OP), **Arthrose, Arthritis, rheumatische Beschwerden, (Osteo)-Tendinosen, Achillotendodynie, Muskelzerrungen, Verspannungen allgemein, Gingivitis, Zahnschmerz, Migräne, Cephalgien allgemein, Depressionen, Schlafstörungen, kardiale Arrhythmie und besonders Tachycardie, abdominale Symptomatik allgemein, grippaler Infekt, Bronchitis, chronischer Husten, Asthma bronchiale, Regelschmerz, Verbrennungen,**

**Herpes simplex, Insektenstiche, chronisch infektiöser Tränenkanal, Ekzeme** (allgemein, allergisch), **Aphten, Psoriasis, Glaukom, Otitis allgemein, Hörsturz, Tinnitus, Trigeminusneuralgie, chronische Sinusitis maxillaris, Zustand nach Fraktur, Thrombophlebitis, Lymphstau, Krämpfe allgemein, Gürtelrose, Krebsschmerz** (Zustand nach OP).

Es fiel nicht nur die hohe Wirksamkeit auf, sondern auch die rasche Schmerzlinderung oder -befreiung, Abschwellung, die eindeutig fehlenden Eiterungen bei verschiedenen Wunden, später die glatte Narbenbildung, die außerordentlich gute Wirkung auf das pulmonale System, sowohl akut, als auch chronisch oder chronisch allergisch.

Generell kann das bion-pad immer dann Erfolg haben, wenn eine der nachstehenden Fragen mit Ja beantwortet werden kann: **Schmerz?, Entzündung?, Wunde?, Schwellung?, Druck?, örtliche Hitze?, Brennen?, Husten?, Bronchialasthma?** - um die Wichtigsten zu nennen.

**Aus all der Evidenz lassen sich für uns die glaubhaften Schlüsse einer bemerkenswert effektiven Therapie ableiten.** Diese auch für die Chirurgie immens bedeutungsvollen Beobachtungen sind bereits ohne Doppelblindstudie hoch interessant. Die deutlich schneller zu erwartende Heilung mit fehlendem Überschuss an fibrotischem Gewebe wäre geradezu eine Domäne für die plastische Chirurgie.

Messungen durch Prof. Dr. h.c. Dr. Ing. Martin Günter haben einige für die moderne Medizin wichtige Messgrößen aufgezeigt, die auch für schnelle und komplikationslose Wundheilungen vorausgesetzt werden, wie z.B. pH-Wert-Optimierung, starke Reduzierung des Redoxpotentials, magnetische Ausrichtung des Zellstoffwechsels, Rechtsdrehung linksgedrehter Milchsäuren, deutliche Erhöhung der Augenflimmer-Verschmelzungsfrequenz u.a.

## Aussichten

Das oberste Ziel therapeutischen Strebens ist die Heilung. Doch auch die Heilungs**zeit** ist von immenser Bedeutung. Die optimale Verkürzung der Leidens- oder Heilungszeit fordert die therapeutische Kunst heraus. Alle Maßnahmen sind hiernach ausgerichtet.

Mit Hilfe der bion-pads kann eine Knochenfraktur erfahrungsgemäß ein Drittel der üblichen Zeit schneller heilen. Das bedeutet nichts anderes, als die vom Menschen erdachte Zukunft (auf der stehenden Welle) um diese Zeit näher an die Gegenwart zu rücken.

So stellen wir es uns vor. Aber wie in Kapitel „Intermediär – zum weiteren Verständnis" dargelegt, kann die Zeit nicht verschoben werden, jedoch der Ort (die Abmessungen der Materie) auf ihr. Wenn die Zellen des Knochenbruchs heilen, verändern sich ihre Abmessungen ständig. Es gilt nun, diese Abmessungen sofort an einem der Heilung näheren Ort abzugreifen.

Aus Sicht der menschlichen Täuschung würde es so lauten: Da das ganze Weltraumsystem auf stehenden Wellen beruht, reell die Zukunft wie auch die Vergangenheit damit in der Gegenwart „abgreifbar" sind, muss sich – bisher theoretisch – eine Heilung auch weiter oder gänzlich in die Gegenwart legen lassen. Mit anderen Worten: Die Heilung eines Knochens könnte demnach z.B. auch in einer Stunde erfolgen.

Es mag utopisch bis verrückt klingen; aber die moderne

experimentelle Physik erzwingt geradezu diese medizinische Forschungsrichtung, die schon in verschiedenen (außereuropäischen) Topuniversitäten im Gange ist. Der Autor ist mit von der Partie, in privater Forschung.

## B. Fallbeispiele

Es folgen nun einige Beispiele aus dokumentierten Fällen, die Ihnen eine Vorstellung über die vielen Anwendungsmöglichkeiten vermitteln sollen.

1. R. H., m.: **Lippenherpes, Bluterguss, Rückenverspannungen, Gelenkschmerzen**
Der Lippenherpes meines Mannes war innerhalb von 2 Tagen so gut wie weg. Es sind nur ganz kleine Bläschen aufgetreten, kein Spannungsschmerz und Brennen und Kribbeln. Kleine Blutergüsse gehen ruck zuck weg. Verspannung im Rücken lässt sehr schnell nach, auch Gelenkschmerzen lassen sich damit sehr schnell wegtherapieren. Trotz der relativ kurzen Besitzdauer der bion-pads, bin ich sehr zufrieden mit den Ergebnissen der Anwendung.

2. M. K., m.: **Entzündungsschmerzen nach Meniskus-Operation, Bandscheiben**
Entzündungsschmerzen am rechten Knie haben sich deutlich gebessert. Bandscheibenschmerzen haben sich über Nacht aufgelöst.

3. B. F., m.: **Schulter- Hüftgelenkschmerzen, Magen-Darmbeschwerden, Zahn**
Meist verwende ich das Pad 05 während der Nacht, z.B. wenn das Schulter- oder Hüftgelenk schmerzt. Das Pad saugt sich selbst an der schmerzenden Stelle fest und bleibt dort die ganze Nacht haften, bis ich es wieder entferne. Überraschung am Morgen: Der Schmerz ist weg und kommt auch i.d.R. nicht wieder. Auch bei Magen-Darmbeschwerden setze ich es ein. Es wirkt über Nacht erstaunlich effizient. Einmal musste ich bei Zahnschmerzen das Pad anwenden. Es wirkte sofort. Nach 10 min. konnte ich es entfernen, die Schmerzen waren weg.

4. J. R., w.: **Finger-Daumensattelgelenks-Arthrose, Ischias**
Ich kann meine Hände wieder schmerzfreier bewegen. Eine Operation, die angesetzt war, liegt in weiter Ferne, wenn überhaupt. Der Ischias-Schmerz verschwand nach ca. 2-wöchiger Anwendung Tag und Nacht.

5. Ch. O. w.: **Schmerzhafte Sehnenzerrung**
Mit dem Auflegen des bion-pad Nr. 5 wurde die sehr schmerhafte Sehnenzerrung meines rechten Armes total geheilt. Wegen der sehr starken Schmerzen habe ich zunächst einen Arzt aufgesucht. Dieser machte die Diagnose Sehnenzerrung mit langwierigem Prozess der Heilung. Weil die Schmerzen fast nicht aushaltbar waren, holte ich mir die verschriebenen Medikamente. Nach dem durchlesen der Beipackzettel, kam ich zum Entschluss auf die Einnahme zu verzichten und nur das bion-pad auf die schmerzende Stelle zu legen. Schon im Verlaufe von drei Stunden ließen die Schmerzen nach und waren nicht mehr so belastend. Nach zwei Tagen und zwei Nächten ununterbrochenem tragen des bion-pad, war die Sehnenzerrung vollkommen geheilt.

6. J. J. w., Heilpraktikerin: **Unterarmbruch 6 jähriges Mädchen, Verbrennungen, Kniegelenk entzündet**
Mädchen, 6 Jahre, Unterarm gebrochen, 6 Wochen keinerlei Heilungsverlauf, Arm sollte operativ eröffnet werden. Drei Tage bion-pad 05 um den Gips gewickelt, dann geröntgt, der Knochen begann von außen zusammenzuwachsen, innen noch hohl. Weitere 7 Tage getragen, auch im Inneren ist auf dem Röntgenbild eine Substanzverdichtung zu sehen. Eltern und Kind sind begeistert. Bei Verbrennungen (z.B. Bügeleisen) schmerzfrei nach 5 Minuten. Künstliches Hüftgelenk hoch entzündet nach Einsetzen, der Knöchel ödematös geschwollen. Das pad wurde 1 Woche über dem Verband getragen, komplett abgeheilt, ich habe es gar nicht zurückbekommen. Sie hat es gleich behalten.

7. W. C., w.: **Schmerzen im rechten Bein, Knie**
Die Schmerzen ließen nach, kommen dann wieder, ich muss die Anwendung dann wiederholen. Es hilft.
Bisher habe ich nur das Bein behandelt, mit Erfolg. Da ich aber mehrere Behandlungen habe, werde ich nacheinander die verschiedenen Körperstellen therapieren. Das braucht aber Zeit. Ich habe großes Vertrauen in die Methode und bin von ihr überzeugt.

8. B. U., w.: **Zahnfleischprobleme, Schmerzen in der Galle, Menstruationskrämpfe**
Die schmerzlindernde Wirkung kam nach ca. 2 Stunden, war aber anhaltend auch nach Entfernen der Pads.

9. R. G., w.: **Armbruch Elle oberhalb des Handgelenkes, starke Schmerzen auch an den Sehnen, e-smog**
Ich konnte ohne Schmerztabletten auskommen, nachdem ich das Pad 04 anwandte. Der Bruch heilte sehr schnell.
Das e-smog-Pad trage ich täglich. Ich bin stark sensibel bei elektrischer Strahlung. Seit ich das e-smog-Pad trage, habe ich keine Probleme mehr.

10. S. K., w.: **Bruch des ersten Lendenwirbels**
Nach meinem Sturz mit Folge eines Bruchs des Lendenwirbels habe ich mir das Pad 04 ins Krankenhaus nach Flensburg schicken lassen und auf die Lendenwirbel aufgelegt. Die Schmerzen gingen weg. Ich habe keine Schmerztabletten gebraucht. Ich habe den Bruch ausheilen lassen. Die Schmerzen meldeten sich wieder, sobald ich vergessen hatte, das Pad aufzulegen. Gerade weil ich hin und wieder vergaß, das Pad aufzulegen und deshalb die Schmerzen spüren konnte, wurde mir die Wirkung sehr deutlich. Auch heute, neun Wochen nach dem Sturz, trage ich das Pad täglich. In der jetzigen Phase müssen die Nerven mit den nach dem langen Liegen im Aufbau befindlichen Muskeln erst wieder in

Einklang kommen. bion-pads habe ich inzwischen mehrfach mit Überzeugung weiterempfohlen. Das Pad heftet sich angenehm an die Haut.

11. F. B., w.: **Handgelenksbruch mit starken Schmerzen, Schwellung wegen Wespenstich**
Ich hatte im Februar 2009 einen 4-fachen Hangelenksbruch mit Operation, Titanplatten und Schrauben, hatte nachts sehr starke Schmerzen, an Schlaf war nicht zu denken. Ich kaufte mir das bion-pad beim Vortrag in Sindelfingen, habe es in der gleichen Nacht auf die Narbe gebunden und kann von diesem Tag an wieder ohne Schmerzen sehr gut schlafen. Es war erstaunlich, aber wahr. Seitdem benutze ich es jede Nacht mit sehr gutem Erfolg. Bei der Kontrolle beim Arzt im Juni 2009 war der Arzt sehr erstaunt, dass ich die Hand so gut wie vorher benutzen kann und meinte, es wäre erstaunlich nach so kurzer Zeit diese Beweglichkeit wieder zu haben. Mein Mann arbeitete letzte Woche im Garten und wurde von einer Wespe gestochen. Es wurde sofort sehr dick. Ich band ihm gleich das bion-pad darauf und nach zwei Stunden war das Geschwollene sowie die Schmerzen weg. Man konnte nicht einmal mehr den Einstich sehen. Vielen Dank.

12. R. E., w.: **Rückenschmerzen, Arthrose in der Hüfte, Magen-Darm Infekt, Schlafstörung**
Die Rückenschmerzen verschwanden. Hüftoperation am 20.03.2009, schnelle Heilung der Operationswunde. Sehr gute Ergebnisse bei der Reha. Kaum Schmerzmittel benötigt nach Pad-Behandlung. Möchte Pad nicht mehr missen. Bei Magen-Darm-Infekt gute Ergebnisse. Besseres Einschlafen, als ich das Pad neben mein Kopfkissen legte.

13. A. E., m.: **Arthrose im rechten Knie**
Ich kann damit schmerzfrei Sport treiben, Tennis und Jogging. Mit dem Pad kann ich schmerzfrei joggen. Von meinen Kunden erwarte ich noch Rückmeldungen.

14. E. C., m.: **Verspannungen, Muskelschmerzen, Zahnschmerzen, Krampfadern, Nacken- und Halsschmerzen**
Je nach Schmerzart ganztägig oder nur nachts aufgelegt. Manchmal sofortige Wirkung oder erst nach Tagen. Bei erneutem Auftreten von Schmerzen erneute Anwendung. Meine Frau hat ähnliche Erfahrungen gemacht. Wir sind begeistert.

15. H. P., w.: **Entzündungen, e-smog**
Bei akuten Entzündungen, z.B. Insektenstich, beobachtete ich eine rasche Besserung. Mit dem bion-pad e-smog habe ich sehr gute Erfahrungen gemacht. Auch meine Patienten berichten mir von einem Gefühl von allgemein besserer Vitalität und Energie.

16. W. C., w.: **Bauchschmerzen (Sohn), Hexenschuss**
Unser Sohn klagte eines morgens über Bauchschmerzen und ich dachte, da wäre jetzt das bion-pad gut. Ich hatte bis dahin noch keine Erfahrungen gesammelt. Ich stellte mich auf 20 min. Wartezeit ein, bis er mir eine Veränderung mitteilen würde. Aber bereis nach 10 min. zog er es von seinem Bauch und stieg aus dem Bett, als wäre nichts gewesen. Mir geht es wieder gut und ich kann doch zur Schule gehen. Das waren seine Worte dazu. Ich war mehr als erstaunt.
Bei einem Hexenschuss mit ABC-Salbe einmassiert und dann das bion-pad aufgelegt. Am nächsten Tag war ich sehr zufrieden und vom Hexenschuss war so gut wie nichts mehr zu spüren. Aber ich trug das bion-pad den ganzen Tag unter dem Nierenschutz. Ich bin sicher, dass das bion-pad mir sehr geholfen hat, auch die Kombination der verschiedenen zusätzlichen Maßnahmen.

17. S. A., w.: **Mit Zusatzbehandlungsform Power QuickZap bei Augenentzündung (Bindehaut)**
Gute Erfahrungen mit den Pads hier gemacht.

18. J. K., w.: **Sinusitis, Bandscheibenvorfall, Zahnhalsschmerzen, Schulterkopfschmerzen, akute Divertikulitis**
Eigene Beschwerden: Sinusitis nach 12 Tagen akut, alter Bandscheibenvorfall-Schmerzen nach dem Sport, Zahnhals schmerzempfindlich. Die verschleppte Sinusitis war sehr schmerzhaft, eitriges Sekret, trotz Medikamenten und Dampfbad keine Besserung. Nach nur einer Nacht mit dem Pad auf der Stirn und Nebenhöhlen löste sich das Sekret und ich war sofort schmerzfrei. Die Entzündung war weg. Beim Bandscheibenvorfall war nach Jahren kein Sport mehr möglich, da sofortige Reizung der betroffenen Stelle. Nach Auflegen des Pads täglich war wieder Karate möglich. Die entstehenden Schmerzen sind dann wieder nach 1-3 Stunden weg. Zahnhals nach 2 Nächten mit dem Zahn-Pad wieder o.k. Schulterkopfschmerzen bei der Tochter nach einer halben Stunde verschwunden. Die Klienten nehmen erfolgreich die Pads bei beginnenden Kopfschmerzen, Menstruationsbeschwerden, Rücken- und Gelenkbeschwerden, Prellungen, bei akuter Divertikulitits, ohne Einnahme von Antibiotika. Es dauert ca. 1-2 Tage, bis eine Besserung eintritt, je nach Schmerzgrad. Die Besserung der Sinusitis nach nur einer Nacht war sehr imposant.

19. S. I., w.: **Epileptische Anfälle bei einem kleinen Mischlingshund**
Das Pad wird auf den Kopf gelegt, vorher das Fell nass machen, der Krampf löst sich in kürzester Zeit wieder auf.

20. D. G., w.: **Geschwollenes, schmerzendes Knie**
Nach einem Sturz auf Eis im Januar 2009 war ein Knie dick geschwollen. Mit dem Pad war die Schwellung innerhalb einiger Tage abgeklungen. Das Pad wird angelegt, sobald die Knieschmerzen wieder beginnen. Über Nacht befestige ich das Pad mit dem elastischen Fixierband von uns. Am Morgen ist der

Schmerz dann verschwunden. Eine Operation kommt für mich nicht in Frage, da ich schon einmal operiert wurde. Ich habe sehr gute Erfahrungen mit diesem Pad gemacht.

21. W. M., w.: **Fußstauchung nach Unfall, Hexenschuss**
Umschläge vor der Pad-Behandlung mit Schwedentinktur. Das Tragen des Pad tagsüber auf dem Fußrist nimmt schnell die Schmerzen und ich kann normal laufen. Einschränkung beim Knien, weil der Rist überdehnt wird. Hexenschuss-Therapie war mit dem großen Pad innerhalb 1 Woche erfolgreich, danach war alles wieder o.k. Sehr gute Erfahrungen damit gemacht.

22. H. M., m.: **Zahnfleischentzündungen (Parodontitis)**
Nach 2-maliger Anwendung über Nacht liegt jetzt keine Entzündung mehr vor. Sehr gute Erfolge damit erzielt.

23. R. E.-M., w.: **Verdauungsstörungen, Knöchelbruch**
Bei Verdauungsstörungen verwende ich das Pad 04 mit Zusatzbehandlung PowerTube QuickZap und Homöopathie. Dadurch viel bessere und regelmäßigere Verdauung. Beschwerden nach Knöchelbruch / Schienbein- und Knochenbeschwerden Pad 02 und Pad 03 angewendet, dadurch ist der Knöchel weniger wetterempfindlich, am Schienbein leichter Rückgang der Ausbuchtung (nicht höher diagnostiziert). Gute Erfahrungen damit gemacht.

24. B. K., w.: **Verstauchung, Schlafstörungen, unklare Schmerzen am Körper und Halsweh**
Pads beschleunigen den Heilungsprozess ungemein schnell = Turboeffekt. Zusatzbehandlung mit Salben, Schüßler-Salzen, Globuli von Weleda und Wobenzym. Eine Woche Behandlung und die Schmerzen waren weg.

25. Dr. B. G., w.: **Nackenschmerzen**
Meine Nackenschmerzen sind innerhalb 3 Tagen gelindert worden, ohne Schmerzmittel.

26. B. H., w.: **HWS-Syndrom, Arthrose im Knie, Insektenstiche, Ischialgie, Hämatome, Blasen**
Bei allen Anwendungen haben die Auflagen sehr schnell und zuverlässig geholfen. Wir waren sehr verwundert, dass diese so einen starken Effekt haben. Auch bei Blasen am Fuß heilten diese sehr schnell. Hautreizungen klingen schnell ab.

27. B. R., w.: **Schulterarthritis, Lähmung der Hand, Reduzierung Schmerzmittel**
Seit zehn Jahren Ruhe, ca. Anfang 2009 wieder Beschwerden in der Schulter rechts durch Überanstrengung, da linksseitig spastische Hemiparese seit 1978. Ich trage die Pads Tag und Nacht. Das kleine Pad 02 trage ich in der gelähmten linken Hand, die sich dadurch leichter öffnen lässt. Das Pad 04 trage ich tagsüber auf der rechten Schulter, nachts im oberen Brustbereich - Arm-/Achsel-Ansatz. Ich kann besser schlafen und die Schmerzen lassen nach. Das aufklärende Buch von Herrn Ulmer gibt mir Mut, mit viel Geduld mehr zu erreichen. Außerdem nehme ich Kühlpacks nach Bedarf, die Schmerzmittel konnte ich drastisch reduzieren. Nahm ich noch bis Ende Mai 2009 täglich drei Dosen Novaminsulfan (750 mg/ Dose), nach Bedarf zusätzlich einmal Tranadolor retard, schaffe ich seit einigen Tagen mit nur einmal 750 mg Novamin für 17-25 Std. auszukommen. Das ist ein schöner Erfolg.

28. W. D., m.: **Rückenschmerzen-Verspannung, Bänderüberdehnung**
Linderung, Besserung innerhalb kurzer Zeit. Die Wirkung war personenabhängig unterschiedlich. Unglaublich bei allem Pessimismus - ich kann es nicht glauben. Ich kann das Produkt nur weiterempfehlen.

29. M. H., m.: **Darmbeschwerden, Laktoseunverträglichkeit, Glutenunverträglichkeit**
Magen-Darm-Problematik hat sich deutlich gebessert. Pad wird tagsüber getragen.

30. L. W., m.: **Magenprobleme, Prostataprobleme, Krämpfe im Waden- und Beinbereich, Nagelbettprobleme, Rückenschmerzen, Blasenentzündung**
Ich verwende die Pads täglich und habe sie auch an Freunde und Bekannte mit gutem Erfolg verliehen.

31. S. U., w.: **Zahn-Operation, Rückenbeschwerden (Verspannungen)**
Nach der Zahnoperation (Implantat-Versorgung) wunderbare Wundheilung, kaum Bluterguss und keine Schmerzmittel notwendig. Verspannungen im unteren Rücken: ca. 2 Stunden nach Auflegen des Pads tritt eine Schmerzerleichterung ein, solange das Pad aufliegt. Bleibt es weg, dann sind die Schmerzen nach einem Tag wieder zurück. Ich finde es eine gute Sache, es wird immer wieder benutzt.

32. K. D. und H., w. und m.: **Erkältungen jeglicher Art, Schulterschmerzen, steifer Hals, Rückenschmerzen, Schmerzen in den Beinen, Psorias**
Wenn mir irgendetwas weh tut, lege ich die Pads an und die Schmerzen verschwinden, mal schneller, mal weniger schnell - je nach Schmerz. Aber immer mit Erfolg. Mein Mann und ich sind von den bion-pads begeistert. Es ist eine tolle Erfindung. Allein schon die Tatsache, dass ich wesentlich weniger Chemie einnehmen muss, finde ich prima. Mein Mann wendet bion-pads sogar bei Psoriasis an und es geht ihm damit wesentlich besser. Wir können bion-pads nur empfehlen. Ich habe bestimmt schon 20 Personen davon in Kenntnis gesetzt.
15 haben gekauft und sind hochzufrieden.

33. S. U., w.: **Rückenprobleme, Hexenschuss, Schulterschmerz, Adnexitis**
Deutliche Schmerzreduzierung bei längerem Gebrauch (ab einer halben Stunde oder die ganze Nacht lang), nach 2-3 Tagen deutliche Verbesserungen.

34. D. W., w.: **Schmerz im Halswirbel- und Lendenwirbelbereich, oft Ischiasschmerzen, Magenschmerzen**
Seit 30 Jahren habe ich unter ziemlich heftigen „Ischiasattacken" gelitten. Ich habe dann immer mit Bestrahlungen, viel Wärme und manchmal auch Spritzen einige Zeit gebraucht, um schmerzfrei zu werden. Jetzt lege ich bei den leisesten Anzeichen von Schmerzen das bion-pad auf, meistens eine Nacht lang, manchmal auch tagsüber noch und kann damit den „Anfall" abwenden.
Übrigens hilft mir das pad auch bei Magenschmerzen.
Meine erwachsenen Söhne, denen ich auch Pads geschenkt habe, berichten von sehr guten Erfolgen bei kleinen Sportverletzungen und sogar bei Halsschmerzen.

35. P. G., m.: **Besseres Schlafen, Daumensattelgelenkarthrose, Magenschmerzen, Kreuzschmerzen**
Lege das bion-pad über Nacht in den Nacken, schlafe dadurch gut ohne Schmerzen. Die Schmerzen im Daumengelenk kommen schubweise. Lege das Pad auf und in kurzer Zeit sind die Schmerzen verschwunden und es ist wieder einige Stunden Ruhe. Ich lege das Pad auch bei Magenschmerzen auf. Der Schmerz lässt sofort nach. Die Ursache ist damit natürlich nicht behoben. Ich leide seit mehr als 50 Jahren daran, besonders schlimm im Frühjahr und Herbst (Alter 79 Jahre). Ich habe fünf Meter Holz gestapelt und bei der Hälfte wollte mein Kreuz nicht mehr. Ich habe das Pad draufgelegt und es ging problemlos weiter. Gerne würden wir uns ein größeres Pad anschaffen. Aber bei unserer kleinen Rente müssen wir noch etwas sparen.

36. B. B., w.: **Wechseljahresbeschwerden (Hitzewallungen), Reizhusten, Schnittwunden, Unterarmschmerzen, Parodontose**
Nach einmaligem Auflegen auf den Unterbauch (nachts) habe

ich keine Hitzewallungen mehr. Reizhusten allergisch bedingt war nach 15 min. weg. Schnittwunden heilen schneller. Meine Kollegin hatte Schmerzen im Unterarm. Tagsüber haben wir das Pad 04 bandagiert. Nach 6 Stunden konnte sie den Arm wieder bewegen und hatte kaum noch Schmerzen. Daraufhin hat sie sich sofort ein bion-pad bestellt. Nach Anwendung im Mund (Parodontose) kann ich wieder besser kauen. Ich bin begeistert und empfehle es ständig weiter.

37. T. A., w.: **Schilddrüsen-Entzündung mit monatelangen Halsschmerzen, Gelenkschmerzen**
Die Schmerzen reduzierten sich schon nach kurzer Anwendung. Ebenso besserten sich die Werte. Die erste Entzündung dauerte ohne bion-pad sechs Monate. Die zweite Entzündung vier Wochen später ging mit bion-pad schneller Richtung Normalwerte, dauerte bis zur Ausheilung aber auch fünf Monate. Ebenso kam bion-pad bei mir, wie meinem Mann, mit 100%-igem Erfolg bei Gelenkschmerzen zum Einsatz. Nun steht eine Zahn-Operation an, da darf sich bion-pad wieder beweisen.

38. W. L., m.: **Herzrhythmusstörungen, Gelenkbeschwerden, Migräne**
Immer wenn es irgendwo zwickt, kommen die bion-pads zum Einsatz. Das e-smog-Pad trage ich dauernd bei mir.

39. K.-S. K., w.: **Rücken-, Kniegelenkschmerzen, Prellungen, Schulterbeschwerden**
Bei vier Anwendungsbereichen haben sich die Schmerzen nach wenigen Tagen signifikant verringert.

40. L. B., w.: **Kopfschmerzen, Halsschmerzen**
Ich habe das bion-pad bei meinen Kindern eingesetzt, als sie Kopf- oder Halsschmerzen hatten. Nach ca. 10 min. sagten sie, es wird besser.

41. W. A., w.: **e-smog-Pad**
Nach MRT mit bekanntlich 1000 mTesla keine messbaren (Bioresonanz) negativen elektromagnetischen Strahlungswirkungen auf den Körper. Sehr empfehlenswert.

42. S. I., w.: **Nackenverspannungen, Knieschmerzen, Magenschmerzen, Ausschlag (Rücken)**
Hatte Nackenverspannungen, Knieschmerzen, Magenschmerzen. Jetzt bin ich schmerzfrei. e-smog-Pad an Stromzähler angebracht.
Meine Schwester hatte anfangs einen großen Ausschlag auf dem Rücken, hatte dann Pad 01 über Nacht aufgelegt. Jetzt wirken die Pads (01-05) auf Rücken, Knien, Füßen. Innerhalb von 10 min. kein Ausschlag mehr.

43. S. A., w.: **e-smog, Erkrankung des Nervensystems, Achillessehnenentzündung**
e-smog-Pad wird ständig am Körper getragen. Allgemeine Schmerzen werden auch durch das Tragen von noch mindestens 2-3 Pads deutlich reduziert. Benutze auch täglich den PowerTube QuickZap. Bin sehr zufrieden und dankbar, die Form der Heilmedizin kennengelernt zu haben. Im September 2007 hatte ich eine Entzündung des Nervensystems im Rückenmark, die mir die Kraft und Information in den Händen (Fingern vor allem) und Füssen geraubt hat. Musste alles neu lernen, gehen, schreiben usw. In dieser Zeit kannte ich die Pads noch nicht, hatte aber zwei Monate lang den Power QuickZap, der mir wahnsinnig viel geholfen hat. Z.B. hatte ich keine einzige Nebenwirkung von Cortison, obwohl ich es noch dosiert über den Tropf bekam. Durch Überanstrengung kam dann in der Reha eine Entzündung der Achillessehne direkt am Ansatz an der Ferse dazu und das ich nicht schonen konnte, weil ich unbedingt alles wieder lernen wollte, wurde diese chronisch. Da habe ich tolle Erleichterung durch die Pads erfahren. Dank den Pads die ich ständig trug, bin ich fast schmerzfrei.

44. v.E. R., w.: **e-smog-Pad**
Vor dem Umzug wurde festgestellt, dass der Stromkasten auf meinen neuen Schlafplatz Auswirkungen haben würde. Beim kinesiologischen Austesten wurde keine Schwächung des Körpers festgestellt. Leider muss ich aus räumlichen Gründen direkt unter einem Stromkasten schlafen. Mir geht es subjektiv gut. Die Anwendung erfolgte zeitgleich mit dem Umzug auf diesen Schlafplatz. Seit 04.04.2009 ist das e-smog-Pad im Einsatz. Ich kann gut ein- und durchschlafen. Ich wache ausgeruht auf. Subjektiv ist keine Veränderung im körperlich und geistig/seelischen Bereich zu verzeichnen. Ich fühlte mich von Anfang an sicher mit dem e-smog-Pad. Die kinesiologische Austestung vor Ort durch meine Heilpraktikerin im Juni 2009 ergab keine Schwächung durch den Stromkreis.

45. M. F., m.: **Verletzungen, Verstauchungen, Rückenschmerzen, Kolik bei Kind**
Die bion-pads sind für die ganze Familie ein ständiger Begleiter. Bei Verletzungen/Verstauchungen wird der Schmerz gelindert und der Heilungsprozess beschleunigt. Bei energetischen Blockaden werden diese gelöst. Bei Rückenschmerzen werden diese schnell gelindert und nach etwas längerer Anwendung geheilt. Unser Baby hat unmittelbar nach der Geburt mittels bion-pad die Koliken gelindert bekommen. Die bion-pads geben uns immer ein gutes Gefühl und Sicherheit, wenn im Alltag Schmerzen auftreten. Dies erspart uns im Endeffekt auch Arztbesuche und medikamentöse Behandlungen. Wir möchten die bion-pads nicht mehr missen.

46. F. B., w.: **Starke Reaktion auf Elektrosmog**
Durch bion-pad e-smog deutliche Besserung.

47. S. K.-H., m.: **konnte Finger in der linken Hand nicht mehr bewegen**
Gute Ergebnisse, weiterempfohlen. Leider konnte ich Ihren

Fragebogen nicht früher beantworten, da ich Schmerzen in der linken Hand hatte, die Finger konnte ich überhaupt nicht bewegen, diese waren angeschwollen. Die sofortige Anwendung der bion-pads von Montag bis Freitag erbrachte mir Heilung, ohne dass ich zum Arzt ging, um die Ursache zu klären. Nun bin ich ganz schmerzfrei, die Hand ist wieder einsetzbar. Die Erfahrungen mit den bion-pads machen wir mit meinem Mann schon bald ein Jahr mit viel Erfolg, sodass ich diese weitergeben konnte an meine Kinder. Verwandte, Freunde und Bekannte und alle bestätigten eine Heilung. Wir hatten auch das Glück, in Sindelfingen beim Seminar von Herrn Prof. Dr. Vollert teilzunehmen. Es war hoch interessant.

48. F. F., m.: **Kopfschmerzen, Rheuma, Wirbelsäule**
Bei Akutschmerzen nur minimale Erleichterung. Bei chronisch bestehenden Schmerzen Besserung der Beschwerden bis zum Verschwinden.

49. H. M., m.: **Zahnfleischentzündung**
Nach zweimaliger Anwendung über Nacht war keine Entzündung mehr vorhanden.

50. B. H., w.: **Stechender Schmerz in der Wade**
Das Unbehagen schlich sich im Laufe des Abends unter der Kniekehle ein. Ich dachte an Venenentzündung, war es aber nicht. Am nächsten Tag breitete sich der stechende Schmerz entlang der Wade aus, so dass ich den ganzen Tag herumhumpelte. Erst vor dem Zubettgehen fiel mir das bion-pad ein. Ich band das Pad über Nacht unter Kniekehle und Wade. Am nächsten Morgen war dieses ekelhafte Stechen wie weggeblasen. Seither tauchte es nur einmal ganz leicht wieder auf. Aber jetzt weiß ich ja, was zu tun ist, für den Fall des Falles.

51. B. K., w.: **Altersbedingt trockene Augen, Verbrennungen**
Besten Dank an Herrn Prof. Dr. Vollert für seine ganz tolle

Erfindung. Ich, meine Familie und Freunde sind begeisterte Anwender von dem großen bion-pad. Als ich es ausprobierte, habe ich das bion-pad weiterempfohlen. Wir sind mindestens 15 Anwender. Bei altersbedingten trockenen Augen lege ich sie beim Mittagsschlaf auf. Es beruhigt und die Augen sind ganz feucht. Bei Verbrennungen habe ich tolle Erfolge. Keine Blasen, ich benutzte es für die Gesunderhaltung. Einfacher geht es nicht. Nachts lege ich es unter meine Wirbelsäule. Verschiebe es ab und zu. Ich brauche keine Massage mehr. Mein Bauch wird auch damit verwöhnt. Das Gesicht wird verwöhnt, ich spare mir die Kosmetikerin. Mit den Füßen auf die Pads - wir haben zwei ganz tolle Reaktionen. Damit erspare ich mir die Reflexzonen-Massage. Außerdem energetisiere ich mein Trinkwasser. Kurzum: Die beste Erfindung, die es gibt.

52. E. L., w.: **Schulterschmerzen, schwere Prellung, Zahnprobleme**

Bei schweren Schulterschmerzen konnte ich den Arm nicht mehr hochheben. Am dritten Tag legte ich das Pad 05 auf (vorher hatte ich keines). Nach kurzer Zeit konnte ich den Arm wieder bewegen. Die Schmerzen waren kaum spürbar. Das Pad benutzte ich Tag und Nacht ca. eine Woche, dann war alles wieder in Ordnung (ohne Arzt und Medikament).

Ich habe mir eine schwere Prellung am Oberschenkel zugezogen. Ich benutzte sofort das Pad und es gab keine Schwellung und keinen blauen Fleck. Nach ca. 8-10 täglichen Anwendung war alles wieder o.k. Zahnfleischprobleme, es war sehr unangenehm das Pad im Mund, da bekam ich einen Brechreiz. So legte ich nachts das Pad 03 auf die Backe und es war alles zu ertragen, nur etwas unangenehm tagsüber. Nachts schlief ich gut. Nach 5-6 Tagen hatte ich einen geschwollenen Gaumen. Den Eiter, der sich gebildet hatte, drückte ich mit der Lunge heraus, bis Blut kam. Am achten Tag konnte ich dann zum Zahnarzt. Er stellte fest, dass die Zahnwurzel abgebrochen war. Nach dem Zahnziehen klebte ich das Zahn-Pad auf die

Backe. Genau nach zwei Tagen spürte ich nichts mehr. Auch brauchte ich keinerlei Medikamente oder Schmerzmittel. Einen chronischen Husten (Allergie?) bekam ich nach kurzer Zeit weg, indem ich nachts das Pad 03 auf das Brustbein legte (einige Nächte).

53. D. A., w.: **Rötung und Narbenbildung nach Hauttransplantation**
Rötung und Narbenbildung, dazu Schmerzempfindlichkeit transplantierter Haut im Gesicht nach einem Verbrennungsunfall. Die Schmerzempfindlichkeit ließ nach vier Wochen nach. Die Rötung wird besser. Die Haut wird glatter und flacher. Mein Sohn trägt das bion-pad ca. 24 Stunden am Tag in der einen Kompressionsmaske. Es ist noch kein Ende der Behandlung abzusehen. Der bisherige Verlauf der Heilung ging doppelt so schnell, wie ohne bion-pad.

54. B. R., w.: **In beiden Knien Meniskus und Innenbänder gerissen, Hüftimplantat**
Patient N. B. benutzt bion-pad bis zu 24 Stunden täglich. Nach vier Monaten war völlige Stabilität in beiden Knien erreicht. Durch den Arzt wurden die physiotherapeutischen Maßnahmen abgebrochen. bion-pad-Behandlung wird weitergeführt während der Schlafenszeit. Patientin U. F. hatte im Januar 2009 eine Hüftgelenks-Operation. Die Behandlung mit dem bion-pad begann im November 2008 als Therapie und wurde erfolgreich behandelt. Nach der Operation wurde die Behandlung weitergeführt. Ergebnis: Während der Heilung keine Schmerzen, schnelle Heilung, weniger Medikamente. Jetzt ist Stabilität in der Bewegung erreicht mit Unterstützung physiotherapeutischer Maßnahmen. Patient U. B. hatte Kreuzbeinprobleme seit drei Jahren. 4 Wochen nach Behandlungsbeginn mit bion-pads konnte er wieder durchschlafen.

55. P. E.M., w: **Arthrose im rechten Knie, Nackenverspannung**
Die betroffenen Stellen werden erwärmt und besser durchblutet.

56. P. C., w.: **Schwere rheumatische Arthritis, Rückenschmerz**
Selbst mit dem kleinen Pad 02 waren die Schmerzen nach 3-4 Tagen verschwunden. Für meine Mutter bei schwerer rheumatischer Arthritis. Sie hatte bis zu ca. 1 1/2 cm große Knoten durch Rheuma bedingte Entzündungen der Handgelenke. Nach nur drei Tagen permanentem Tragen der Pflaster waren sie fast verschwunden.

57. G. M., m.: **Kopfschmerzen, Nackenverspannungen, Zahnextraktion**
Gute Erfahrungen bei Kopfschmerzen, Nackenverspannungen des ersten und zweiten Halswirbels nach AtlasProfilax nach Schümperli. Schnelle Wundheilung nach Zahnextraktion.

58. S. C., w.: **Schmerzen Knie-Ellbogengelenk, Handgelenks-OP**
Mein Mann hat ab und an Schmerzen im Knie - und Ellbogengelenk. Bei den ersten Anzeichen gab ich ihm das bion-pad, die Schmerzen wurden nicht schlimmer, wie sonst, sondern nach ein paar Stunden war er wieder schmerzfrei. Einer Freundin gab ich das bion-pad nach einer Operation am Handgelenk. Sie klagte über Schwellungen und Schmerzen. Über Nacht verschwanden die Schmerzen.

59. S. A., w.: **Periodenschmerzen, Knochen- und Muskelschmerzen, Kopfweh, bessere Haut bei Akne**
Durch das Pad haben sich meine Schmerzen deutlich vermindert. Trage es fast immer, meistens am Rücken. Bin begeistert von dem Pad. Meine durch die Behinderung (spastische Lähmung) verursachten Schmerzen (Rücken, Hüfte) sind deutlich besser.

60. G. H., w.: **Multiple Sklerose, Mann Parkinson, Tochter Hexenschuss**
Ich meine, dass es mir bei starken MS-Kopfschmerzen Erleichterung bringt. Mein Mann experimentiert wegen Parkinson. Meine Tochter hatte eine auffallende Erleichterung zum Thema Hexenschuss.

61. H. D., m.: **Kopfschmerzen**
Auflegen des Pads auf die Stirn macht die Kopfschmerzen schnell besser.

62. S. M., w.: **Hüftgelenks- und Muskelentzündungen, Ischias, HWS-Syndrom, Kopfschmerzen, allgemeine Bauchschmerzen, Blasenentzündungen, Halsschmerzen, Bronchitis, Wunden**
Bei Hüftgelenks- und Muskelentzündungen (Ischias) setze ich das bion-pad ein. Es kribbelt und ein Wärmegefühl stellt sich ein, die Schmerzen lassen nach. Jedoch keine Beschwerdefreiheit. HWS-Syndrom und Kopfschmerzen - sofortige Erleichterung. Bauchschmerzen und Blasenentzündungen lassen sich sehr gut behandeln. Bei Halsschmerzen und Bronchitis schnellere Abheilung. Bei Wunden schnelle Heilung.

63. B. U., w.: **Magenschmerzen, Bauchschmerzen, Divertikel, Atemnot, Husten, Knieschmerzen**
Bei Magenschmerzen waren die Beschwerden innerhalb von ca. 15 min. weg. Großes bion-pad half bei Bauchschmerzen wegen Divertikel im Darm, ich trage sie dann auch über Nacht. Bei Atemnot und Husten habe ich mir die große Kompresse auf den Brustkorb gelegt, verspürte innerhalb kurzer Zeit Erleichterung. Hatte Schmerzen im Knie (nach einem Sturz), nach drei Nächten mit bion-pad 05 war ich schmerzfrei. Habe einen Pickel im Gesicht mit dem kleinsten Pad am Abend mit Leukopor Fixierpflaster ca. 2 Stunden befestigt. Zurückbildung

sehr schnell. bion-pad e-smog habe ich beim Röntgen getragen.

64. M.-F. A., w.: **Kniebeschwerden, Augenschmerzen wegen Glaskörperverletzung, Schulterschmerzen**
Hier lindert das Pad den Schmerz, besonders abends vor dem Einschlafen. Bei einer Augenverletzung habe ich ein Blatt Papier durch mein Auge gezogen und dabei den Glaskörper verletzt. An 2 Tagen legte ich das kleine Pad nur stundenweise auf das geschlossene Auge und am dritten Tag war das Auge wieder klar obwohl es blutunterlaufen und fast schwarz aussah. Bei meinem Vater waren die tagelangen Schulterschmerzen so gelindert, dass er wieder durchschlafen konnte, aber nur beim Auflegen des Pads. Gut ist, dass das Pad ohne Befestigung an der schmerzenden Stelle haften bleibt, bis man es selbst entfernt. Das Pad regt Stoffwechsel zur Heilung an und die Darmtätigkeit wird verbessert.

65. B. F., m.: **Magen- und Nackenschmerzen (LWS/ISG)**
Bei Magenschmerzen schnelle Besserung. Bei Nackenschmerzen unglaublich gute Wirkung. Ich versuche weitere Anwendungen.

66. F. W., m.: **Brustkrebs, Lymphe**
Ich habe es täglich in Gebrauch, möchte es nicht mehr missen. Bei meiner Krebserkrankung ist es eine große Hilfe und Erleichterung.

67. B. L., w.: **Kniesehnenzerrung links, Ischias, Hexenschuss**
Ich habe mir Anfang März 2009 vermutlich beim Gardinenabnehmen und -aufhängen eine Kniesehnenzerrung zugezogen. Durch Einsatz der bion-pads im Rücken und am Knie waren die Schmerzen dann sehr gut erträglich und ich konnte ohne Schwierigkeiten meiner täglichen Arbeit

nachgehen und das Knie bewegen, was mir ja angeraten war. Zwischenzeitlich hat sich der Kniezustand sehr gebessert, sodass dort die Anwendung des Pads nicht mehr nötig ist. Jedoch für die Ischiasschmerzen, die aufgrund eines verkrümmten Rückgrates immer wieder auftreten, wird das Pad bei Bedarf sofort angewendet. Ich habe das Gefühl, es kommt dann alles wieder besser in die Gänge und ich brauche mir keine Spritzen mehr geben zu lassen. Der Hexenschuss ist seither nicht mehr aufgetreten.

68. B. H., m.: **Sprunggelenkbruch, Ischiasschmerzen, Quetschwunde, Schmerzen im Blasenbereich**
Meine Erfahrungen mit dem bion-pad sind bisher außergewöhnlich gut. Ich verleihe es an alle Bekannten, wo ich der Meinung bin, dass es hilfreich ist, um es zu testen. Da ich es noch nicht lange besitze, habe ich erst wenige Erfahrungswerte. Bei einem Mädchen, 18 Jahre, komplizierter Sprunggelenkbruch. Das bion-pad über den Gips gelegt - schon nach kurzer Zeit spürte sie, dass es ihr gut tat und die Schmerzen vergingen. Die Heilung geht gut voran (Anwendung eine Woche). Frau, 40 Jahre, Ischiasschmerzen besserten sich über Nacht. Mann, 58 Jahre, Quetschwunde nach Sturz am Oberarm mit großem Hämatom, nach kurzer Zeit schmerzfrei, Hämatom bildete sich schnell zurück. Ich selbst verwendete es bei Schmerzen im Blasenbereich (Ursache unbekannt) - über Nacht und am darauffolgenden Tag waren die Schmerzen weg.

69. D. O., w.: **Armschmerzen, Lendenwirbelschmerzen**
Bei Behandlungen, z.B. Schmerzen im rechten Arm die plötzlich aufgetreten sind und ein paar Stunden anhielten. Nach Auflage des Pads 05 waren die Schmerzen nach etwa 30 min. weg. Sehr gute Erfahrung. Einsatz des Pads an die Lendenwirbel, das war super, da macht das lange Sitzen keine Probleme mehr.

70. E. R., m.: **e-smog, Schmerzen im Rücken- und Nackenbereich, Hühneraugen, Müdigkeit**
Mit dem e-smog-Pad im Geldbeutel fühle ich mich viel wohler. Auf das Pad 03 legte ich mich nachts im Bett darauf wegen meines Rückgrates meiner Skoliose. Nach dieser Anwendung wachte ich ein bisschen gerädert auf, aber nach einigen Nächten hatte sich meine Schwingfrequenz denen des bion-pad angeglichen. Das Pad auf die Halswirbel - die Schmerzen wurden nach ca. 15 min schlimmer und weiteten sich bis zum rechten Nierenbereich aus. Plötzlich löste sich die Blockade und ich bin seither im Rücken- und Nackenbereich schmerzfrei. Meine 84-jährige Mutter hat Probleme mit ihrem Hühnerauge am Fuß. Nach 20 min. bion-pad-Auflegen auf die schmerzende Stelle löste sich die Blockade schlagartig und die Schmerzen verschwanden. Das Pad, einige Minuten auf die Stirn aufgelegt, hilft mir bei Müdigkeit, wieder frisch zu werden.

71. H. M., w.: **Fuß- und Gelenkbeschwerden, Nacken- und Ischiasbeschwerden, Trigeminusneurologie, Herpes, Gürtelrose, dorsale Fußhöcker und Fersensporn, Karpaltunnelsyndrom, Arthrose, Verstauchungen, Krampfadern, Ekzeme, Bauchschmerzen, Schreibaby**
Seit ca. 2 Jahren empfehle ich meinen Kunden zur Linderung von Schmerzen die bion-pads. Bevor ich dies aber tat, habe ich diese nach eigener anfänglicher Skepsis selbst bei verschiedenen Beschwerden ausprobiert. Ich war so begeistert und überrascht, dass ich mit großer Überzeugung dieses Produkt weiterempfehlen kann. Anfänglich fast ausschließlich bei Fuß- und Gelenkbeschwerden. Mittlerweile bei gesundheitlichen Problemen, wie Knie- und Schultergelenkschmerzen. Nacken- und Ischiasbeschwerden, Trigeminusneurologie, Herpes, Gürtelrose, dorsale Fußhöcker und Fersensporn, Karpaltunnelsyndrom, Arthrose, nach Prellungen und Verstauchungen, Krampfadern, Ekzemen, Bauchschmerzen. Das e-smog-Pad habe ich meinen beiden Enkelkindern letztes

Weihnachten geschenkt. Mein erster Enkelsohn war seit Geburt ein Schreibaby. Das Pad wird in die Windelhose gelegt und sie war überrascht, welche schnell positive Wirkung erfolgte. Die Enkeltochter litt unter Albträumen. Ihr Pad liegt unter dem Spannbettlaken und nun hat sie keinerlei Schlafstörungen mehr. Selbst den allergrößten Skeptiker haben die Pads überzeugt und die Menschheit wird wohl noch viel Nutzen aus der sensationellen Entdeckung von Prof. Vollert schöpfen. Herzlichen Dank, Herr Professor.

72. R. F., w.: **Prellungen (Rippen), Schmerzen im Arm, Verspannungen in der Schulter, im Nacken und im Rücken**
Bereits nach kurzer Anwendung (regelmäßig) Verbesserung der Schmerzzustände besonders in den verspannten Bereichen und im Arm.

73. R. H., w.: **Wasserblase an der Hand, Muskel- und Rückenschmerzen, geschwollene Finger**
Wasserblase an der Hand durch Arbeiten ohne Handschuhe nach einem Tag geschlossen, nach vier Tagen spurlos verheilt. Tiefer Kratzer von Katzenkralle am Bein nach 2 Tagen geschlossen, Narbe nach 1 Woche kaum sichtbar. Rückenschmerzen, nach Anwendung von Pad 05 verschwinden die Schmerzen schnell. Bei Gartenarbeit prophylaktisch angewendet treten keine Schmerzen auf. Muskelschmerzen durch Borreliose (chronisch) an Oberschenkel und Oberarm verschwinden nach Auflage von Pad 04 bald, treten aber nach 1-2 Tagen erneut auf. Tiefer liegende Muskeln im Leistenbereich werden wohl nur schwer erreicht, da nur manchmal Linderung folgt. Beschwerden an der rechten Hand durch geschwollene Finger werden mehr oder weniger gelindert, aber immer wieder Anwendung des Pad 03 nötig.

74. G. I., w.: **Schmerzen und Schwellungen des Daumens durch Luxation, Nasenprobleme, Schulterschmerzen,**

**Ischias**
bion-pad reduziert/minimiert beim Tragen die Schmerzen. Die Anwendung am Daumen ist etwas schwierig. Sehr gute Erfahrungen bei Nasenproblemen. Sehr gute Wirkung bei Schulterschmerzen und Ischias-Beschwerden.

75. M. J., m.: **Rückenschmerzen, Handgelenksschmerzen, Krampfadern**
Ärzte konnten bei Rückenschmerzen einer 18-Jährigen nichts machen. Nach mehrwöchiger täglich einmaliger Anwendung der Pads ist sie schmerzfrei. Bei mir haben die Pads vor allem bei Gelenkschmerzen am Handgelenk Anwendung gefunden. Bei meiner Frau wurden Rückenschmerzen und Krampfadern behandelt.

76. V. R., m.: **Mittelfußbruch links mit schweren Prellungen, Bienen-Mückenstiche, Kopf- u. Gliederschmerzen**
Vorausgesagte Dauer des Heilungsprozesses ca. acht Wochen. Nach drei Wochen Anwendung der bion-pads waren die Brüche (glatte Brüche) verheilt. Bereits nach fünf bis sechs Tagen vorsichtiges Auftreten mit Spezialschuh. Verordnete Krücken habe ich nicht benutzt. Habe keine Schmerzen gehabt. Sonstige Anwendungen: Bienen- und Mückenstiche nach 1-2 Stunden Heilung (kein Juckreiz), Hals-, Kopf- und Gliederschmerzen verschwanden nach kurzer Anwendungsdauer.

77. F. M., w.: **Starke Schwellungen wegen Bänderüberdehnung**
Bänderüberdehnung am rechten Fuß außen (Knöchel) nach „Übertreten". Nachdem ich den ganzen Tag, trotz dem Vorfall am Vormittag, keine Beschwerden hatte, bekam ich am späten Abend recht schnell beginnend starke Schwellungen über den gesamten Knöchelbereich. Dazu kamen immer stärker werdende Schmerzen, welche sich am Außenbereich bis zum vierten und fünften Zeh hinzogen und ebenso am

äußeren Bereich. Nach 2-3 Tagen ging die Schwellung mit dem Pad deutlich zurück. Es kam nie zur Hämatombildung, die Schmerzen verbesserten sich stark. Normales Gehen war möglich.

78. K. I., w.: **Gelenkbeschwerden, Knieschmerzen**
Wir haben das bion-pad 24 Stunden im Einsatz. Entweder hat es mein Mann oder ich selber. Alle Gelenkbeschwerden werden besser nach einem Tag, nach Anwendung von 2-3 Tagen war mein linkes Knie ganz ohne Schmerzen.

79. S. H., m.: **Akute Entzündung in der Mundhöhle, Knieschmerzen, Allergien, Rheuma, Schmerzen in paravertebraler Muskulatur der LWS**
Mann 75 Jahre: Akute Entzündung in der Mundhöhle. Das Pad 01 wurde am Nachmittag zeitweise aufgelegt über Nacht mit Pflaster fixiert. Am nächsten Tag war er völlig beschwerdefrei, ohne weitere Maßnahme. Frau 66 Jahre: Akute Knieschmerzen. Während einer EAV-Behandlung wegen anderer Beschwerden wurde das Pad 04 auf linkes Knie aufgelegt. Nach ca. 1,5 Stunden war das Knie schmerzfrei über Wochen. Frau 20 Jahre: Allergikerin, legt das Pad 04 über Nacht auf die Brust und atmet damit deutlich leichter. Frau 71 Jahre: Rheumatikerin, hatte starke Schmerzen in beiden Knien und Oberschenkeln. Aufstehen und Treppensteigen waren nur unter großen Schmerzen und in Zeitlupe möglich. Sie legte das Pad 04 über Wochen u.a. nachts auf. Zusätzlich wurde EAV und Pranic Healing im 7-14 Tage-Rhythmus gemacht. Der Zustand hat sich dramatisch gebessert. Auch längeres Stehen ist wieder möglich. Kein nächtliches Aufwachen mehr wegen Schmerzen. Mann 48 Jahre: Akute Schmerzen in paravertebraler Muskulatur der LWS. Nachmittags wurde Pad 04 aufgelegt und nach ca. 20 min. war er schmerzfrei und blieb es. Keine weiteren Maßnahmen waren notwendig. Selbsttest: Bei mir, 46, mache ich z.Z. einen Selbsttest. Grund dafür ist

eine langsam aufkommende Altersweitsichtigkeit. Ich lege nachts das Pad 04 unter eine Schlafbrille und warte ab, ob die Bionen auch positive Auswirkungen auf meine Linse haben werden. Ergebnisse habe ich noch keine.

80. M. M., w.: **Operationsnarbe am Handgelenk, Schlafstörungen, e-smog**
Das Pad habe ich einer Freundin wegen der geschwollenen schmerzhaften Narbe gegeben. Nach Auflage über Nacht hatte sie keine Schmerzen mehr und hat das Pad gleich behalten. Mit dem e-smog-Pad, das ich meiner Tochter gegeben habe, die viel am PC und mit dem Handy arbeitet, schläft sie seitdem wesentlich besser.

81. M. B., w.: **Verbrennungen**
Begeistert war ich, als ich meine Hand mit kochend heißem Wasser übergossen und mit dem Pad behandelt habe. Ich habe keinerlei Brandblasen bekommen. Das war mein bisher größter Erfolg.

82. S. A., w.: **Gürtelrose am Kopf**
Ein Patient mit Gürtelrose am Kopf, seitliche Gesichtshälfte, ausgebrochen im Krankenhaus nach einer HWS-Operation. Auf meine Empfehlung zum Kauf des Pad reagierten der Patient und die Ehefrau sehr zögerlich. Da der Schmerz unerträglich wurde und auch so blieb, ließ er sich überzeugen. Tägliche Anwendung zuerst zögerlich 1/4 Stunden bis über Nacht. Ca. nach 2-3 Monaten war er von der Gürtelrose befreit.

83. G. B., w.: **Starke Menstruationsbeschwerden, Rückenschmerzen**
Schmerzen wurden stark gelindert, starke Blutungen jetzt schwächer. Rückenschmerzen seit mehreren Wochen waren nach 1/2 Tag fast weg.

84. G. T., m: **Schmerzen, Rückenprobleme**
Bei Schmerzen eine sehr gute Hilfe. Ich möchte die Pads auf keinen Fall mehr missen. Besserung der Rückenprobleme, z.B. nach einer Operation des Unterleibs. Im Krankenzimmer habe ich sofort mein Pad auf den Bauch gelegt. Ich glaube, meine ganze Wundheilung ist viel schneller gegangen.

85. S.-S. B., w.: **Muskelverspannungen, Rückenschmerzen, Husten, Halsweh, Bronchitis**
Das e-smog-Pad verwende ich am Schlafplatz in der Hosentasche als Auflage bei Muskelverspannungen und Rückenschmerzen, auch bei Infektionen z.B. Husten, Halsweh und Bronchitis hat das Pad eine hervorragende Wirkung.

86. S. A., w.: **Schlafmittel, Schmerzen im Kreuz, Kniescheibenbruchbeschwerden, Osteoporoseschmerzen**
Das Pad wird beim Mann als Schlafmittel unter dem Kopfkissen, bei Schmerzen im Kreuz nach Gartenarbeit aufgelegt. Seine Kniescheibenbruchbeschwerden sind weg. Die Frau hatte vor 25 Jahren einen komplizierten Bruch des linken Knöchels. Seit zwei Jahren hat sie Osteoporose mit reichlich Schmerzen bei Bewegung. Nach zwei Nächten Auflage der Pads unter den Socken waren und sind die Beschwerden weg. Der Fuß ist wieder belastbar. Rechter Knöchel war umgeknickt und stark geschwollen. Nach 2-tägiger Auflage war sie wieder ohne Schmerzen gehfähig.

87. R. H., w.: **Zahnfleischentzündung, chronische Nebenhöhlenentzündung, Schlafstörungen**
Meine Zahnfleischentzündung ist nicht mehr vorhanden. Die chronische Nebenhöhlenentzündung ebenfalls. Tagsüber hatte ich das Pad auf den Wangen. Nach der Abheilung legte ich das Schmerz-Pad und das e-smog-Pad unter den Bezug meines Kopfkissens. Ergebnis: Besserer Schlaf, bis heute.

88. R. A., w.: **HWS und LWS, starke Bewegungseinschränkung, Schwellungen**
Das Pad ist einfach phänomenal. Hätte ich es nicht selbst ausprobiert, hätte ich es nicht geglaubt. Seitdem ich das Pad habe, möchte ich es nicht mehr missen. Nach Auflegen verschwinden die Schmerzen nach ca. 10-15 min. und ich kann mich bewegen, als ob ich nie Probleme gehabt hätte. Ich brauche keine starken Tabletten mehr, wie Cortison. Auch bei Schwellungen habe ich sehr gute Erfolge. Nach Auflegen gehen die Schmerzen nach ca. 20 min. weg. Nach der Behandlung mit den Pads geht es mir sehr viel besser.

89. B. U., w.: **Venenschmerzen, Muskelfaserrisse, Knieschmerzen, Nieren- und Rückenschmerzen**
Zum Teil stellt sich eine so schnelle Wirkung ein, dass man das kaum begreifen kann. Am Morgen aus dem Bett mit starken Venenschmerzen aufgestanden - Umbinden des Pads (Gott sei Dank) lag es auf dem Nachttisch - während des Einbindens war der Schmerz weg. Meine Schwester hatte Muskelfaserrisse am Genick-Rücken. Sie konnte sich nachts im Bett nicht drehen. 3 Tage abwechslungsweise tagsüber und nachts mit dem Pad eingebunden, bis noch ein Restschmerz von ca. 10% übrig war. Eine Freundin aus Spanien hatte immer starke Knieschmerzen. Nach 1 1/2 Std. mit dem Pad war das Geschwollene am Knie zu 3/4 zurückgegangen. Sie hat jetzt ein Pad für sich bestellt. Ich selbst habe beim Autofahren manchmal sehr starke Nieren- und Rückenschmerzen, was sehr wahrscheinlich durch den starken E-Smog im Auto ausgelöst wird. Mit dem großen Pad in der Kreuzgegend ist wenig bis gar nichts zu spüren. Super.

90. M. M., w.: **Verstauchungen**
Ich, 54 Jahre, hatte mit der Anwendung der Pads innerhalb kurzer Zeit Erfolge. Maximal nach drei Tagen. Meistens schon nach einem halben Tag. Sogar das kleine Pad 02 hat meine großflächigen Beschwerden genommen. Am eindrücklichsten

war wohl die erste Anwendung. Drei Monate vorher hatte ich mir den Knöchel des linken Fußes verstaucht. Ich bin nicht zum Arzt gegangen. Während ich das Pad auf den Knöchel gelegt habe, gingen sogar die Schmerzen in der Rippengegend weg, die ich mir durch einen Sturz zugezogen hatte. Nach zwei Tagen hatte ich auch beim Atmen keine Probleme mehr.

91. G. P., w.: **Beginnende Arthrose, Knie-, Hüftschmerzen, Muskelkater, Insektenstich**
Beginnende Arthrose im rechten Knie nach länger zurückliegendem Unfall, aufgrund der Schonhaltung heraus entstandene Beschwerden an der Hüfte. Schmerzzustände im Knie und auf beiden Hüftseiten wurden wesentlich gebessert. Nach sportlicher Betätigung entsteht bei Anwendung der Pads überhaupt kein Muskelkater (nahezu keiner). Nach Insektenstich ging die sofort entstandene Schwellung nach ca. 45 min. vollständig weg.

92. B. F., w.: **Zerrung, Magenbeschwerden, Arthrose an den Fingern**
Bis jetzt bei den o.g. Beschwerden recht gute Erfahrungen. Die bion-pads kühlen auch angenehm. Bei Kopfschmerzen wirken sie sehr gut. Doch muss man vor allem bei chronischen Krankheiten leider auch andere Maßnahmen in Betracht ziehen. Wie wir wissen, spielt die Ernährung eine sehr große Rolle, Vergiftungen, Toxine, Schwermetalle etc. Bei Abnahme des Gips (Bruch Vorderfuss) sehr gut einsetzbar (Patientin). Bei Halsschmerzen eine Erleichterung, bei Verspannungen, auch sehr gut zur Entspannung der Augen. Zahnschmerzen konnte ich noch nicht austesten.

93. A. K., m.: **Schmerzen im Nacken- und Lendenwirbelbereich**
Seit Jahren bestehen starke Schmerzen im Nacken- und Lendenwirbelbereich. Das Pad wird jede Nacht in den Nacken

gelegt. Dadurch sind die Schmerzen fast komplett weg, auch tagsüber. Schmerzen sind wieder da, wenn das Pad nicht angewendet wird. Dasselbe gilt für den Lendenwirbelbereich.

94. R. R., m.: **Sehr starke Hüftschmerzen, Knieschmerzen**
Im November 2007 hatte ich eine Hüft-Operation und seitdem starke Schmerzen auf der rechten Seite. Ab Mai 2008 habe ich mich nur noch in der eigenen Wohnung bewegt. Ich konnte vor Schmerzen nicht mehr laufen. Ab September 2008 habe ich das bion-pad 03 auf die rechte Hüfte gelegt und Orthomol eingenommen. Nach ca. zehn Tagen war eine sehr gute Besserung zu verzeichnen. Keine Schmerzen mehr in der rechten Hüfte. Das bion-pad wird den ganzen Tag und die ganze Nacht eingesetzt. Im Dezember waren wieder Spaziergänge von bis zu 3 km ohne Schmerzen möglich. Im Februar habe ich starke Knieschmerzen bekommen und ein bion-pad nachts aufs Knie aufgelegt, tagsüber auf die rechte Hüfte. Die Schmerzen gingen schon am vierten Tag weg.

95. K. I., w.: **Gallenkoliken, entzündete Kniegelenke, Erkältung**
Ich habe eine akute Gallenblasenentzündung im Krankenhaus behandeln lassen, einer Operation zu diesem Zeitpunkt jedoch nicht zugestimmt. Falls eine Operation unumgänglich ist, wollte ich mich zunächst erholen. Ich bestellte sofort das bion-pad 05 und legte es sooft es ging tags und nachts schräg vom Magen über die Gallengegend auf die Haut auf. Inzwischen, August 2009, lege ich es noch hauptsächlich nachts auf (nicht mehr jede Nacht). Gute Dienste hat es geleistet bei meinen entzündeten Knien (Arthrose). Ich legte es abwechselnd auf ein Knie und befestige es mit der Strumpfhose. Bei Erkältungen lege ich das Pad vom Hals abwärts auf die Bronchien, mit sehr gutem Erfolg.

## Literatur

1. Buddecke, E.:
   Grundriss der Biochemie, W de Gruyter Verlag, Berlin, 1985
2. Coats, C.:
   Naturenergien, Omega Verlag, 1999
3. Heimes, D.:
   Bioresonanz nach Paul Schmitt, Spurbuchverlag, 2004
4. Meo de, J., Senf, B.:
   Nach Reich, Verlag 2001, 1997
5. Meyl, K.:
   Elektromagnetische Umweltverträglichkeit, Band I,
   4. Auflage, INDEL Verlag, 2003
6. Meyl, K.:
   idem Band II
7. Meyl, K.:
   idem Band III, 3. Auflage, 2004
8. Meyl, K.:
   Widerspruchsfreie Elektrodynamik, INDEL Verlag, 2009
9. Meyl, K.:
   Skalarwellentransponder, INDEL Verlag, 2006
10. Müller, H.:
    Global Scaling, Lehrmaterial zur Ausbildung, Institut für Raum-Energie-Forschung Wolfratshausen, 2001
11. Pekar, R.:
    Die perkutane Galvano-Therapie bei Tumoren, Verlag Wilhelm Maudrich, 1988
12. Popp, A.:
    Biophotonen – Ein neuer Weg zur Lösung des Krebsproblems, Verlag Dr. E. Fischer, 1976
13. Popp, A.:
    Neue Horizonte in der Medizin, Haug Verlag, 1983
14. Popp, A.:
    Biologie des Lichts, Paul Pacey Verlag, 1984
15. Varga, A.:
    Grundlage des Elektrosmogs in Bildern, Verlag Umwelt & Medizin, 2002
16. Wissenschaftlicher Förderverein Global Scaling e.V.,
    Global Scaling, Verlag FQL Publishing, 2009

Möchten Sie mehr zum Thema Bionenenergie und bion-pads lesen? Ein weiteres Buch zu diesem Thema ist im Günter Albert Ulmer Verlag Tuningen erschienen:

**BIONENENERGIE -**
**Gesundheit für unsere Zellen mit bion-pads.**

von Günter A. Ulmer

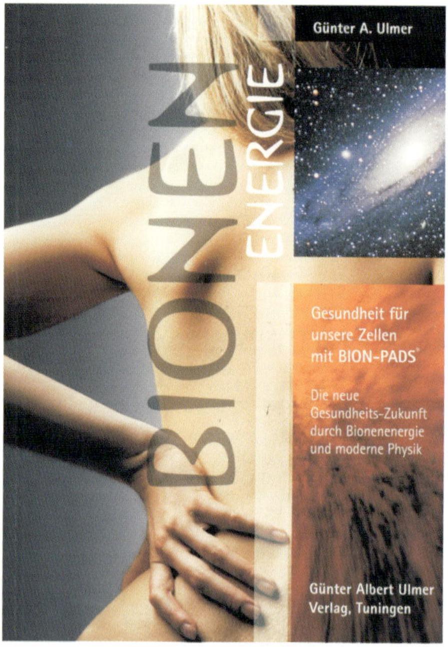


**Gesundheit für unsere Zellen mit BION-PADS®**
*G. A. Ulmer*

Die Informationen der Bion-Pads besitzen die Eigenschaft, dem erkrankten Zellstoffwechsel die biophysikalischen Frequenzen aufzuschwingen, wodurch eine Resonanz und damit ein geregelter Stoffwechsel erzielt werden kann. Dadurch werden die Enzyme und die Nerven wieder in Harmonie gebracht.
80 S., 50 Abb., ISBN 978-3-932346-65-1

## Weitere aktuelle Titel erschienen im G. A. Ulmer Verlag:

### KREBS -
### unser Schicksal?

von G. A. Ulmer

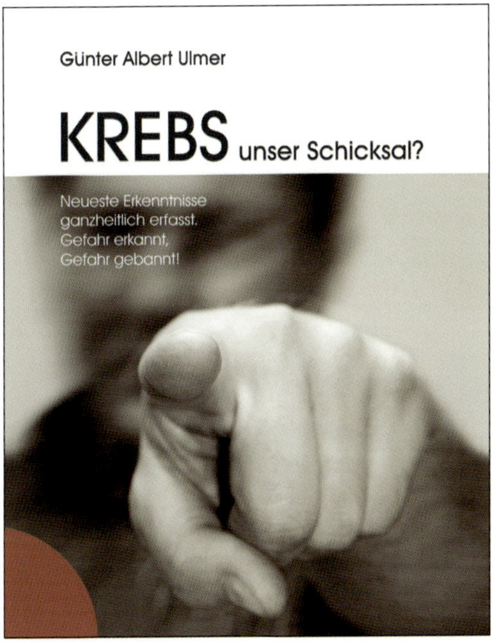


**Krebs unser Schicksal?**
*G. A. Ulmer*

Krebs ist wohl die größte Geißel der Menschheit, trotz vielen ärztlichen Bemühungen. Die große Frage ist diese: Ist Krebs wirklich eine Krankheit oder nur das Ergebnis eines gestörten und entgleisten Stoffwechsels?

Das Buch sucht die Entstehung des Krebsgeschehens in einem ganzheitlichen Blickwinkel zu erfassen und auch naturgegebene Lösungsvorschläge anzubieten.

240 S., geb., 35 Abb., ISBN 978-3-932346-67-5

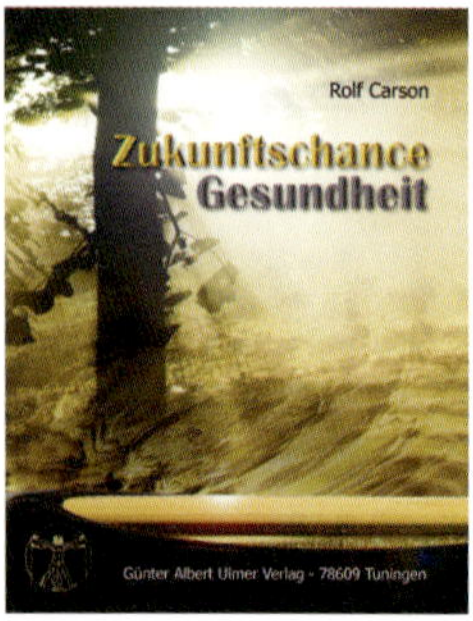


**Zukunftschance Gesundheit**
*Rolf Carson*

Dieses Buch gibt Anleitungen, die Zukunftschance Gesundheit wirksam zu ermöglichen. Wir haben mit den von Martin Frischknecht entwickelten Power QuickZap und PowerTube Geräten alles in der Hand, die Zellstrukturen unseres Körpers durch Vibration des Gewebes wieder in die biologische Ordnung zu bringen und dadurch Fremdkörper und Bakterien auszuscheiden.

240 S., geb., 130 Abb., ISBN 978-3-932346-58-3

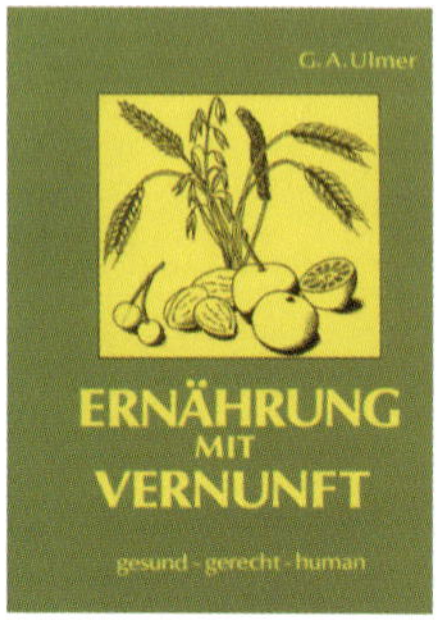


**Ernährung mit Vernunft**
*G. A. Ulmer*

Dieses Buch erschließt Grundlagen einer gesunden Ernährung. Die Nahrung bestimmt die Qualität des Blutes, das die Zellen unseres Körpers versorgt. Deshalb ist es sinnvoll, Wichtiges über die Zusammensetzung der Nahrungsmittel, über den Stoffwechsel und die Verdauung zu erfahren.
Mit 100 einfachen, erprobten Rezepten.

208 S., br., 236 Abb., ISBN 978-3-932346-64-4

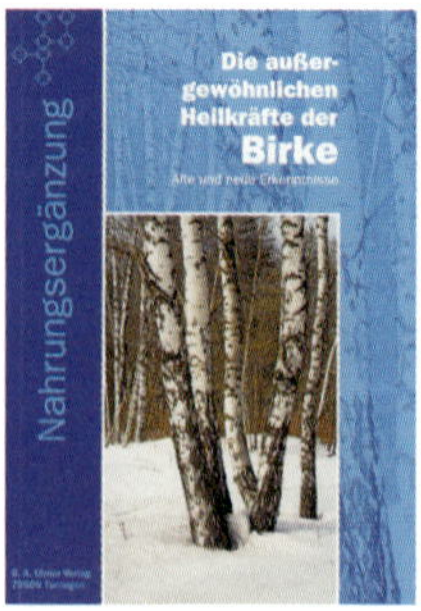


**Die außergewöhnlichen Heilkräfte der Birke**
*G. A. Ulmer*

Das Mineral- und Spurenelemente-Angebot in der Birke, insbesondere Molybdän vor allem in der Birkenasche, gibt Anlass dazu, sich mit diesen Mineral- und Spurenelementen ausführlicher zu beschäftigen, denn sie sind für unsere Gesundheit und zur Regenerierung des Körpers ungemein wichtig. Sie stehen uns in natürlicher Komposition zur Verfügung.

48 S., br., 9 Abb., ISBN 978-3-932346-56-9

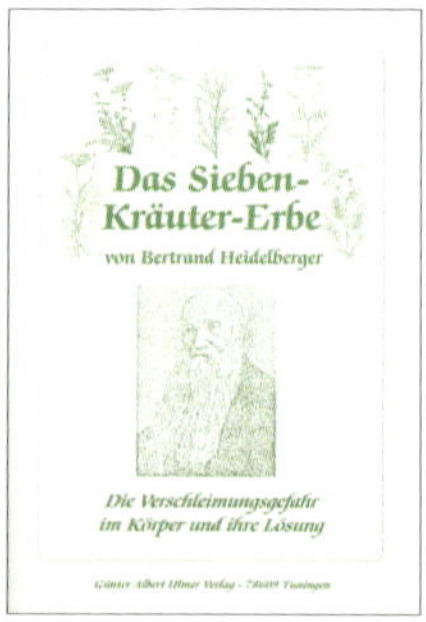


**Das Sieben-Kräuter-Erbe von Bertrand Heidelberger**
*Bertrand Heidelberger*

Das Ergebnis seiner über 50-jährigen Erfahrung auf dem Gebiet der Naturheilkunde hat Bertrand Heidelberger als Vermächtnis zur Verfügung gestellt. Er erkannte, dass zu viel und zäher Schleim Auslöser mancher Krankheiten sei. Jedes Einzelne der 7 Kräuter ist ein Wunder an Heilkraft und Wirksamkeit.

48 S., br., 7 Abb., ISBN 978-3-932346-08-8

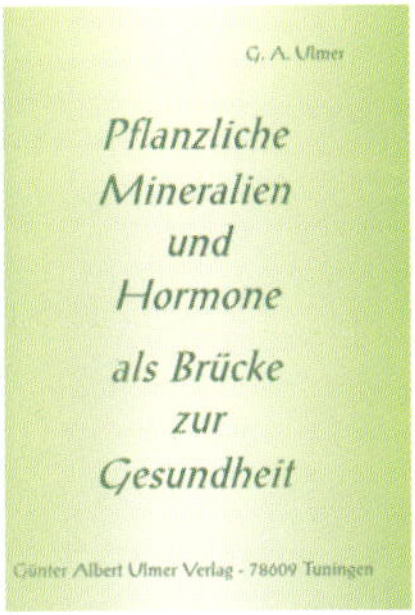


**Pflanzliche Mineralien und Hormone als Brücke zur Gesundheit**
*G. A. Ulmer*

Dieses Buch zeigt, dass ein guter Schutzeffekt auf Knochen, Blutfette und Herz durch Pflanzen-Östrogene erzielt wird. Sie sind im Soja und in Blütenpollen enthalten. Es berichtet auch über die reichhaltige Schatzkammer an Mineralien, die sich in der Hirse befinden.

48 S., geh., 7 Graf., ISBN 978-3-932346-42-2

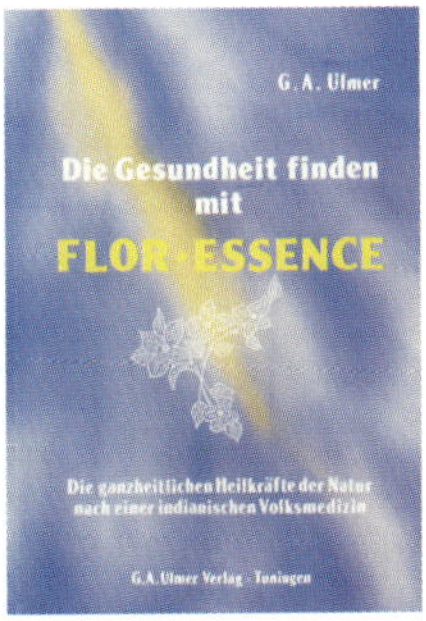


**Die Gesundheit finden mit Flor*Essence**
*G. A. Ulmer*

Dieses Buch stellt eine Kräutermischung vor, deren Grundrezept aus dem Naturheilschatz der Ojibwa-Indianer stammt. Flor*Essence hat eine besondere Wirkung auf den gesamten Organismus; sie baut das Blut auf, hilft der Verdauung, wirkt günstig auf die Darmflora, regt das Immunsystem an und reinigt den Körper.

88 S., br., 10 Abb., ISBN 978-3-924191-80-1

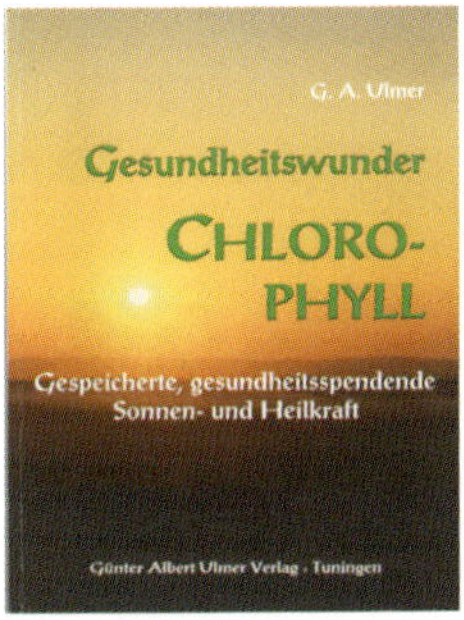


**Gesundheitswunder Chlorophyll**
*G. A. Ulmer*

Chlorophyll ist mit dem Blutfarbstoff Hämoglobin verwandt. So schafft es die Voraussetzung für ein gesundes Blut und eine gesunde Lymphe. Es hat auch eine positive Wirkung auf Herz und Nerven, wirkt durch seine hohen Basenwerte positiv auf die Darmflora und auf das Säure-Basen-Gleichgewicht des Körpers.

80 S., br., 13 Abb., ISBN 978-3-924191-99-3

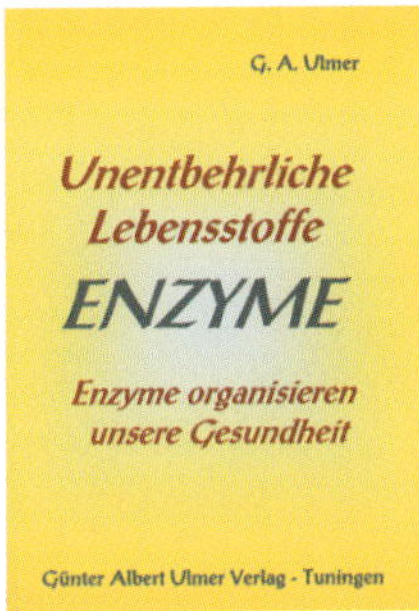


**Unentbehrliche Lebensstoffe ENZYME**
*G. A. Ulmer*

Über 80 Prozent der Menschen in unserem Land leiden an Vitalstoff- bzw. Enzym-Mangel. Fehlende Enzyme sollten deshalb dem Körper gezielt zugeführt werden. Durch bewusst aufgenommene Enzyme eröffnet sich ein neuer Ansatz, den Organismus wieder ins Gleichgewicht zu bringen.

72 S., br., 12 Abb., ISBN 978-3-932346-45-3